新入职护士规范化培训手册

主　审　丁炎明

主　编　邓　俊

副主编　陈　梅　田君叶　蒙景雯

编　者（以姓氏笔画为序）

于重燕　王晓月　王爱丽　邓　俊　田君叶

包艾荣　冯亚男　刘　金　刘黎霞　李俊梅

陈　梅　郑潇潇　唐　鑫　蒙景雯　穆　莉

人民卫生出版社
·北　京·

图书在版编目（CIP）数据

新入职护士规范化培训手册 / 邓俊主编 . —北京：人民卫生出版社，2023.11

ISBN 978-7-117-34749-5

Ⅰ.①新… Ⅱ.①邓… Ⅲ.①护士—岗位培训—规范化—手册 Ⅳ.①R192.6-65

中国国家版本馆 CIP 数据核字（2023）第 069674 号

| 人卫智网 | www.ipmph.com | 医学教育、学术、考试、健康，购书智慧智能综合服务平台 |
| 人卫官网 | www.pmph.com | 人卫官方资讯发布平台 |

新入职护士规范化培训手册
Xin Ruzhi Hushi Guifanhua Peixun Shouce

主　　编：邓　俊
出版发行：人民卫生出版社（中继线 010-59780011）
地　　址：北京市朝阳区潘家园南里 19 号
邮　　编：100021
E - mail：pmph @ pmph.com
购书热线：010-59787592　010-59787584　010-65264830
印　　刷：廊坊一二〇六印刷厂
经　　销：新华书店
开　　本：889×1194　1/32　印张：4.5
字　　数：117 千字
版　　次：2023 年 11 月第 1 版
印　　次：2023 年 11 月第 1 次印刷
标准书号：ISBN 978-7-117-34749-5
定　　价：39.00 元

打击盗版举报电话：**010-59787491**　E-mail：WQ @ pmph.com
质量问题联系电话：**010-59787234**　E-mail：zhiliang @ pmph.com
数字融合服务电话：**4001118166**　E-mail：zengzhi @ pmph.com

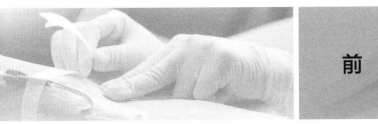

随着护理学科的发展、护理内涵不断丰富以及护理服务对象需求的变化,对护理人员的培训显得尤为关键。护士规范化培训是为完善毕业后护理学教育,对临床护士所进行的专业培训,是护理学科发展的关键环节,也是护理人才梯队培养的重要任务之一。20世纪70年代开始,国外开始引入护士进阶培训制度,使护士有计划且持续发展,使护士从新手发展至临床专家,并逐渐形成体系,进而应对护士短缺问题,降低护士离职率,提高护士满意度,推动了专业发展。面对新的形势,各级护理管理者都意识到建立以岗位需求为导向、岗位胜任力为核心的培训体系的迫切性。

在护士规范化培训体系中,新入职护士培训是护士服务能力提升工程的重要内容。国内外经验表明,已进入医疗机构的新入职护士需要经过一定的培训,提高业务素质和专业能力,才能更好地为患者提供护理服务,它关系到护理队伍的建设和护理服务质量。对于刚刚走出校门进入临床工作的新入职护士,怎样尽快适应新的环境,实现从学生到专业护理人员的角色转变,胜任临床护理工作,已经是各级护理管理者关注的重点问题。《全国护理事业发展规划(2021—2025年)》提出,预计到2025年,要求所有三级综合医院健全新入职护士培训机制,参加培训人员比例不低于 95%。为指导各地医院规范开展新入职护士培训工作，解决各地医院新入职护士培训的共性问题，国家卫计委于 2016 年制定了《新入职护士培训大纲(试行)》(以下简称《大纲》)，对新入职护士培训方式、方法、时间、内容、考核等进行详细规定，要求各医院参考《大纲》，根据自身文化及发展理念，构建和完善新入职护士的培训方案。

北京大学第一医院早在 2008 年就开始推行新入职护士规范化培训工作，近年来又吸纳了北京市医院管理中心新入职护士规范化培训的经验，并参考《大纲》，制订了适合北京大学第一医院的新入职护士规范化培训方案。2017 年，我们将新入职护士规范化培训各阶段培训内容重点及相关考核评价记录表单编写成书和各位同仁共享，该书自出版以来，备受好评。历经 5 年持续更新与完善，新增了培训方案实施细则等内容作为培训指南，优化了符合培训大纲的记录表单以便于培训记录。

本书可用于新入职护士培训、临床护理教学老师的培训参考以及护理管理者对培训管理的依据。全体编者为撰写本书竭尽全力，但难免仍有不足之处，诚恳地希望各位读者、专家提出宝贵意见。

邓　俊
2023 年 7 月

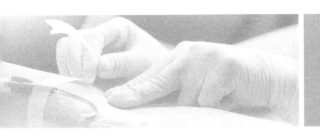
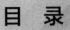

目　录

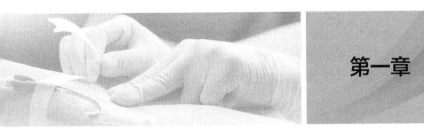

第一章

新入职护士规范化培训方案概述

第一节 总 则

一、培训依据

1984年,美国护理教育与研究学家 Patricia Benner 博士基于德雷福斯的技能获得模型(Dreyfus model of skill acquisition)的概念架构,将临床护理人员专业成长的过程视为"从新手到专家"的学习及发展历程,即新手(novice)、稍有经验者(advanced beginner)、胜任(competence)、精通(proficient)及专家(expert)五个阶段。依据上述理论,根据《护士条例》等行政法规,结合推进优质护理服务工作要求,通过"新入职护士三年期培训计划"循序渐进地培训临床护理人员的专业知识技能,规划人员成长及发展,满足其专业需求,以保障为患者提供优质的护理服务。

二、培训目标

通过培训,新入职护士能够掌握从事临床护理工作的基础理论、基本知识和基本技能;具备良好的职业道德素养、沟通交流能力、应急处理能力和落实责任制整体护理所需的专业照顾、病情观察、协助治疗、心理护理、健康教育、康复指导等护理服务能力；增强人文关怀和责任意识，能够独立、规范地为患者提供护理服务。

三、培训安排

培训时长为三年，分阶段逐步推进，包括基础培训和专业培训（表1-1）。

表 1-1　新入职护士培训安排表

时间	培训阶段	培训方式	培训方法	培训时长
第一年	基础培训（岗前培训）	理论授课＋技能演练	课堂讲授小组讨论临床查房操作示教情景模拟个案护理线上培训等	2~3周
	专业培训（科室轮转）	理论授课＋临床实践导师制一对一带教		12个月（含岗前培训时长）
第二年	专业培训（科室轮转）			12个月
第三年	专业培训（科内轮转）			12个月

第二节　培训要求

一、培训内容

（一）基础培训

1. 基本理论知识

（1）入职教育：①医院介绍和护理工作简介；②新入职护士规范化培训方案解读；③相关法律法规、规章。

（2）规章制度：掌握护理工作相关规章制度、护理岗位职责及工作流程,熟悉医院相关工作流程、规章制度等。医院规章制度包括:①查对制度;②分级护理制度;③医嘱执行制度;④医院感染管理制度等。

(3)常规护理工作:①入院护理(患者评估);②护理交接班;③口服给药;④临床输血护理、静脉输液护理;⑤临床标本采集;⑥心理护理;⑦健康教育,掌握患者健康教育的基本原则与方法;⑧护理文书的书写;⑨医疗废物管理(锐器伤)与标准预防(手卫生);⑩出院护理。

(4)护理安全:①患者安全文化的概述;②患者风险(如压力性损伤、跌倒/坠床、非计划拔管等)的评估观察要点及防范护理措施;③护理不良事件的预防与处理;④护理人员自身安全及心理调节;⑤医疗护理相关纠纷与投诉;⑥各类应急风险预案;⑦特殊药物的管理与应用,如临床常见急救药;⑧危急值报告及处置;⑨消防安全设备使用等。

(5)人文素养:①临床沟通方法与技巧;②职业导向教育、角色适应与工作调试;③职业道德和护理职业精神;④职业礼仪;⑤团队合作拓展训练等。

2. 常见临床护理操作技术　掌握并熟练运用常用临床护理操作技术(详见第四章)。

(二)专业培训

培训内容为专业理论与实践能力,要求掌握并熟练运用专业理论知识与技能(详见第五章)。

二、轮转原则

(一)轮转时间

基于人才培养和护理人力使用并重的原则,三年规范化培训共五个阶段。

第一年新入职护士8月入职进行岗前培训,9月至次年2月为第一阶段,次年3月至9月为第二阶段。第二年新入职护士10月至次年4月为第三阶段,次年5月至10月为第四阶段,第三年新入职护士 11 月至次年 6 月为第五阶段,7 月定科,结束规范化培训。

（二）轮转要求

1. 高等职业教育专科及本科学历新入职护士前两年完成内科、外科系统通科轮转,第三年完成专业科室定向轮转。

2. 专业型硕士新入职护士根据专业方向,补充专业相关病房、急诊、监护室等科室轮转,增加专科门诊轮转(例如心血管随访门诊、慢性肾脏病门诊、血管通路门诊、糖尿病共同照护门诊、伤口造口门诊、乳腺康复门诊、中心静脉通路护理门诊、助产士门诊等)。

3. 学术型硕士及以上学历新入职护士,第一年按照专业意愿选择普通病房、急诊或监护室轮转。第二年深入专业相关科室轮转。

第三节　考核要求

一、考核方式

（一）培训过程考核

对培训对象在接受规范化培训过程中各种表现的综合评价,包括岗前培训结束后、独立上岗、转正前和各专科轮转出科前的考核等。日常培训采用理论试卷考试、随堂在线测验、操作考试、护理查房、病例汇报等方式。阶段性评价采用综合能力评价、360° 评价等方式。阶段性考核采用理论试卷考试、护理操作考试、多站式考试等方式。

（二）培训结业考核

对培训对象在培训结束后实施的专业评价,包括理论知识评价、临床实践能力评价。理论知识评价采用线上考试或理论试卷的形式。临床实践能力评价以标准化患者或个案护理的形式,抽取临床常见病种,根据患者的病情及一般情况,要求护士对患者进行专业评估,提出主要的护理问题,从病情观察、协助治疗、心理护理、人文沟通及教育等方面提出有针对性的护理措施,并评估护理措施的有效性;评价其中2项常见临床护理操作技术以及现场提问。

二、考核内容

(一)岗前培训结束后

1. 理论知识　岗前培训涉及的基础理论知识,包括法律法规、职业礼仪、标准规范、规章制度、患者安全、人文素养等。

2. 操作技能　《新入职护士培训大纲(试行)》中涉及的急救技术(心肺复苏术、除颤)、静脉输液、静脉采血、氧气吸入等基础护理技术操作。

(二)独立上岗前、转正前

1. 护理部考核内容

(1)理论知识考核内容包括新入职护士每月集中培训的内容、基础操作中要识记的知识点、常规护理工作重点。

(2)操作技能考核内容同岗前培训结束后考核。

(3)综合能力考核内容包括护理评估、护理安全措施、健康教育等能力。

2. 科室考核内容

(1)理论知识考核内容包括科室每月集中培训的内容、专科操作中要识记的知识点。

(2)护理技能内容为专科护理技术操作。

3. 护理单元考核内容　综合能力评价包括个人表现、专业发展、整体护理能力。

(三)规范化培训结束后

规范化培训结束后进行客观结构化临床考试,通过模拟临床场景来测试新入职护士的临床能力,综合评价新入职护士的临床知识、临床技能和职业态度,考试方案见表1-2。

表1-2　客观结构化临床考试方案

站点名称	考试形式	内容
健康教育	标准化患者	药物指导、功能锻炼
护理技能	仿真模拟人	急救技术、静脉输液意外情况的处理、专科护理技术（如造口护理、助行器的使用、宫高的测量、腹围的测量）
患者安全	情景模拟	护理风险识别及处理
沟通协调	标准化患者	护患沟通、医护沟通、护护沟通
临床判断	标准化患者＋模拟人	护理评估、评判性思维能力、发现问题和解决问题的能力

三、合格标准

理论知识考核合格分为 60 分、操作技能合格分为 85 分、综合能力考核合格分为 70 分、综合评价个人表现合格分为 40 分、专业发展合格分为 40 分、整体护理能力合格分为 80 分合格。培训内容及评价见表1-3。

表1-3　培训内容及评价一览表

时间	部门	培训安排	培训内容	考核
第一年	护理部	岗前培训(2~3 周)	基本理论知识培训：入职教育、临床护理操作技术	理论知识评价＋临床实践能力评价 ★护理部：1 次 /4 个月，共 3 次 ★科室：1 次 /3 个月，共 4 次 ★病房：1 次 /1 个月，共 12 次
		每月 1 次(集中)	基本理论知识培训：规章制度、常规护理工作规范、护理安全、人文素养等	

续表

时间	部门	培训安排	培训内容	考核
第一年	科室	每月至少1次(集中)	强化护理部相关培训 内科系统 & 外科系统专业理论培训 内科系统 & 外科系统专业实践能力培训	
	病房	日常	强化护理部及科室相关培训 病房相关知识 病房专业知识 病房专业技术	
第二年	护理部	每季度1次(集中)	症状护理(案例教学)	理论知识评价+临床实践能力评价 ★护理部:1次/6个月,共2次 ★科室:1次/3个月,共4次 ★病房:1次/1个月,共12次
	科室	每2个月至少1次(集中)	强化护理部相关培训 相关科室专业理论培训 相关科室专业实践能力培训	
	病房	日常	强化护理部及科室相关培训 病房相关知识 病房专业知识 病房专业技术	
第三年	科室	按科室培训计划	专科知识及临床实践能力	理论知识评价+临床实践能力评价 ★按照科室及病房分层培训考核要求执行
	病房	按病房培训计划		

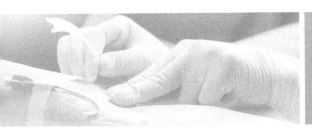

第二章

新入职护士规范化培训手册使用说明

一、培训手册使用

1. 本手册涵盖新入职护士规范化培训涉及基础培训和专业培训期间主要培训内容及相关评价的记录。

2. 若在规范化培训过程中遇到病、产假,休假结束后培训计划将顺延,直至完成本手册规定的培训。

3. 本手册由新入职护士个人保存,是新入职护士申请独立上岗和转正的重要依据之一。所有轮转培训结束后,手册上交护理部,由护理部审核盖章并存档。

二、培训手册填写

1. 本手册培训部分由新入职护士本人填写,涉及评价部分由科护士长(科室总带教)、病房护士长及带教老师填写,填写时需字迹工整、清楚,一律使用蓝黑色签字笔。

2. 新入职护士规范化培训需严格按本手册要求落实,及时进行培训及评价,并做好相应的记录。请结合科室及病房特点,表格中没有涉及的内容可以自行补充。

3. 科室、病房层面按本手册规定的内容完成相应的考核评价,并及时做好相应记录。科护士长、科室总带教、病房护士长以及带教老师定期对手册进行审核,确保记录的及时性和完整性。

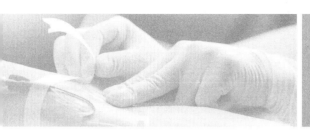

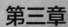

第三章

新入职护士规范化培训管理

第一节　护士职业礼仪行为规范

一、护理服务

1. 从清晨的第一声问候开始,要求护士以良好的态度、礼貌性的语言对待患者和同事。

2. 从晨交班开始,要求护士以饱满的精神面貌、端庄的仪表、优雅的行为举止进入工作状态。

3. 从患者的第一次提问开始,落实首问负责制。要求护士对患者提出的问题不推诿、不敷衍,给予圆满的答复和解决。

二、仪表

1. 头发颜色为黑色或棕色,不得漂染过度,短发不能过肩,头帘不能过眉,按要求佩戴发网或发花,不能佩戴夸张饰物。

2. 普通病房不戴护士帽,如遇特殊护理操作时,依据操作规范佩戴圆帽。

3. 监护室、透析室、产房、手术室等特殊科室佩戴圆帽。佩戴圆帽时头发应全部罩在帽子里,接缝线放在后面,边缘要整齐。

4. 口罩正确佩戴,保持清洁美观;不使用时不可挂于胸前、下巴、单侧耳边。

5. 上班可化淡妆,不能留长指甲及涂抹指甲油;外露皮肤无文身。

6. 上班佩戴手表或挂表,挂表应佩戴于衣兜内侧夹层处且不外露。可以佩戴简洁的项链、耳钉(每侧耳垂仅可佩戴一个),眼镜架简洁、素雅,不能过于宽大,颜色不能夸张。禁止佩戴戒指、手镯、手链、脚链、耳环及过于粗大的项链;手术室护士除可以佩戴简洁的项链外,不得佩戴其他饰物。

三、着装

1. 普通病房统一着护士服正装,衣服平整、干净、无皱褶、衣扣扣齐,禁止用胶布、别针代替纽扣,内穿衣服不外露在工作服外,裤脚不得反折。

2. 监护室、急诊室等特殊科室统一着医院配备的内穿衣;手术室按照手术室着装规范要求。

3. 着护士服时内衣应为浅色,领子不能高出护士服衣领,袖子不得外露在护士服外。

4. 工作期间统一佩戴胸卡,胸卡位置在护士服正装左上侧衣袢,不可用饰物遮挡;着内穿衣时病房胸卡统一别在上衣右兜外侧。

5. 上衣口袋保持平整,笔放置在上衣口袋的内侧,口袋内不得超过三支,若上衣被笔油污染应及时更换。

6. 统一着护理部下发的袜子,夏季为肉色袜,冬季为肉色或白色袜,袜子保持清洁,无脱丝、无破洞。

7. 统一着医院本年度发放的护士鞋。5月1日统一更换为夏款护士鞋,10月1日统一更换为冬款护士鞋。保持护士鞋清洁,鞋面无污渍,鞋襻扣好,不得脚踩鞋跟部。

8. 不得穿工作服或内穿衣到餐厅就餐或外出购物;不得穿

拖鞋、吊带背心等进入病房及公共区域。

9. 参加护理部组织的集体会议,如有着装要求则一律着护士服正装。

10. 护士长应佩戴护士长徽标,位置在胸卡正上方。

11. 小红花佩戴在胸卡右上方。

12. 本年度优秀护士、优秀护士长徽章佩戴在左侧衣领处。

四、言谈

1. 对患者热情相待,语调亲切、和蔼;语言交流因人而异,通俗易懂,使用保护性医疗语言。

2. 当患者或家属到护士站咨询问题时,护士应起身站立,耐心解答患者或家属提出的问题。

3. 见到患者有"问候声"。

4. 患者入院有"迎声"。当病房有新入院患者时,护士应起身站立并热情迎接。

5. 治疗失误有"道歉声"。当治疗失误时,护士应及时道歉。如"对不起""实在抱歉"等。

6. 患者合作有"谢声"。

7. 患者不适有"安慰声"。

8. 患者出院有"送声"。患者出院离开病房时,护士应送至病房门口,并使用"祝您早日康复""您慢走"等语言。

9. 在病房遇到陌生人或本院职工时,护士应主动打招呼、询问需求、给予帮助或指引。如"请问您找谁""请问您有什么事吗""我可以帮您做什么"。

10. 在病房遇到院领导、参观者、检查者,护士应主动迎接、热情接待,离开病房时送至病房门口。科室接待来访者或遇到领导或来访者时,要主动点头问好致意。

11. 接听呼叫器时,使用规范性语言。如"您好,请问您有什么事? 我马上就到",不得使用呼叫器对患者进行问询、指导。

12. 接听电话时使用礼貌性语言。如"您好,这里是XXX病房,请问有什么可以帮助您?""XXX不在,您需要留言吗?",待对方挂掉电话后再把电话放下。传呼电话时,应轻声转达,禁止大声喊叫。

五、举止

1. 举止端庄大方,站、坐、走姿端正,符合规范要求,忌双手叉腰、抱胸或插衣兜内;忌跷二郎腿或不停抖动双腿;不得勾肩搭背,嬉笑打闹;不得两人坐一个椅子上。

2. 做到四轻,走路轻、说话轻、动作轻、操作轻。

3. 在楼道或电梯遇到患者时,应主动礼让。

4. 不在护士站及医院公共区域内吃食物、嚼口香糖。

5. 手机一律调成振动状态,不在护理单元公共区域或诊疗、护理操作中接听或查看手机,使用手机应避开患者。

6. 进入病房时,应敲门后进入。

六、劳动纪律

1. 休假、换班应提前向护士长说明并经允许。

2. 上班不迟到、不早退、不聊天、不脱岗、不在护士休息室或活动室逗留。

3. 上班期间不睡觉、不玩手机、不看电视、不看小说及与业务无关的杂志或书籍,不闲聊说笑。

4. 上班期间不干私活、不会客,不带孩子;不长时间接打私人电话。

5. 夜班值班护士吃饭应轮流就餐。

6. 在工作场合不得与任何人发生语言及肢体冲突。

第二节　个人情况登记表

姓名		性别		照片
最高学历		政治面貌		
出生年月		民族		
参加工作时间		联系方式		
职工编号		身份证号		
电子邮箱				
毕业院校				

学习简历	时间	就读院校	获得学位或证书情况

奖惩情况与个人专长	

第三节 轮转培训考勤记录表

轮转科室	轮转起止日期	考勤内容	护士长签字
	年 月 日至 年 月 日		
	年 月 日至 年 月 日		
	年 月 日至 年 月 日		
	年 月 日至 年 月 日		
	年 月 日至 年 月 日		
	年 月 日至 年 月 日		
	年 月 日至 年 月 日		
	年 月 日至 年 月 日		
病假　天(从　年　月　日至　年　月　日)			
产假　天(从　年　月　日至　年　月　日)			
备注:			

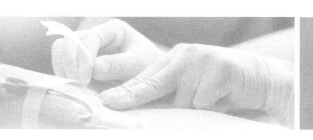

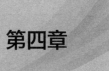

第四章

基 础 培 训

第一节　基本理论知识培训记录表

	培训内容	日期	培训教师	培训效果自我评价		
入职教育	医院介绍和护理工作简介			好	一般	欠佳
	新入职护士规范化培训手册解读			好	一般	欠佳
	相关法律法规、规章			好	一般	欠佳
	护理工作相关规章制度			好	一般	欠佳
	护理岗位职责及工作流程			好	一般	欠佳
常规护理工作	入院护理(患者评估)			好	一般	欠佳
	护理交接班			好	一般	欠佳
	口服给药、临床输血护理、静脉输液护理、临床标本采集等			好	一般	欠佳
	心理护理			好	一般	欠佳
	健康教育:掌握患者健康教育的基本原则与方法			好	一般	欠佳

续表

培训内容		日期	培训教师	培训效果自我评价
常规护理工作	护理文书的书写			好　一般　欠佳
	医疗废物管理(锐器伤)与标准预防(手卫生)			好　一般　欠佳
	出院护理			好　一般　欠佳
患者安全	患者安全目标、风险评估及措施			好　一般　欠佳
	特殊药物管理与应用			好　一般　欠佳
	各类应急风险预案			好　一般　欠佳
	护患纠纷预防与处理			好　一般　欠佳
	护理不良事件预防与护理			好　一般　欠佳
	消防安全设备及操作灭火器			好　一般　欠佳
人文素养	患者心理护理			好　一般　欠佳
	新入职护士沟通方法与技巧			好　一般　欠佳
	护士行为礼仪规范			好　一般　欠佳
	职业导向教育:角色适应			好　一般　欠佳
	职业道德和护理职业精神			好　一般　欠佳
	团队合作拓展训练			好　一般　欠佳
其他内容				好　一般　欠佳
				好　一般　欠佳
				好　一般　欠佳
				好　一般　欠佳
				好　一般　欠佳
				好　一般　欠佳
				好　一般　欠佳
				好　一般　欠佳
				好　一般　欠佳
				好　一般　欠佳

第二节 常见临床护理操作技术培训记录表

培训内容	日期	培训教师	培训效果自我评价	备注
心肺复苏（CPR）			好　一般　欠佳	
洗手法			好　一般　欠佳	
无菌技术			好　一般　欠佳	
生命体征测量技术			好　一般　欠佳	
氧气吸入技术			好　一般　欠佳	
口腔护理技术			好　一般　欠佳	
静脉采血技术			好　一般　欠佳	
密闭式静脉输液技术			好　一般　欠佳	
密闭式静脉输血技术			好　一般　欠佳	
口服给药法			好　一般　欠佳	
心电监测技术			好　一般　欠佳	
电除颤技术			好　一般　欠佳	
物理降温法			好　一般　欠佳	
皮内注射技术			好　一般　欠佳	
皮下注射技术			好　一般　欠佳	
静脉注射法			好　一般　欠佳	
肌内注射技术			好　一般　欠佳	
雾化吸入技术			好　一般　欠佳	
标本采集法（血、尿、便、痰）			好　一般　欠佳	

续表

培训内容	日期	培训教师	培训效果自我评价	备注
血糖监测			好　一般　欠佳	
经鼻/口腔吸痰法			好　一般　欠佳	
穿脱隔离衣技术			好　一般　欠佳	
导尿技术			好　一般　欠佳	
胃肠减压技术			好　一般　欠佳	
患者约束法			好　一般　欠佳	
轴线翻身法			好　一般　欠佳	
患者搬运法			好　一般　欠佳	
新型冠状病毒核酸采集技术			好　一般　欠佳	

第三节　基础培训评价表

内容	评价项目	日期	分数	备注
理论知识评价	岗前培训后理论考试			
	独立上岗前理论考试			
	转正前理论考试			
	定科前理论考试			
临床实践能力评价	岗前培训后实践能力考试			
	独立上岗前实践能力考试			
	转正前实践能力考试			
	定科前实践能力考试			

续表

内容	评价项目	日期	分数	备注
补考记录				

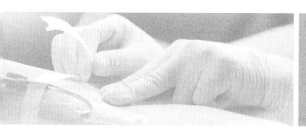

第五章

专业培训

第一节 专业培训细则

一、内科

（一）培训内容

1. 心血管内科

（1）相关知识：熟悉科室情况、规章制度、岗位职责、工作流程、应急预案等。

（2）专业知识

1）掌握心血管系统常见疾病（如冠心病、高血压、心力衰竭、心律失常、结构性心脏病、心肌病等）的病因、临床症状、体征、处理原则。

2）掌握心血管系统常见疾病的护理评估、病情观察、治疗要点、护理措施。

3）掌握心血管内科冠状动脉造影检查及介入治疗、起搏器植入术、电生理检查及射频消融术、结构性心脏病介入治疗等术前、术后的护理要点。

4）熟悉典型心律失常的心电图特点。

5)熟悉心血管内科常用药物(如血管活性药物、利尿药物、抗凝药物、抗心律失常药物、急救药物等)相关知识。

6)熟悉心血管内科常用化验检查(如血常规、血生化、凝血四项、血电解质、心肌坏死标志物等)结果的临床意义。

7)熟悉心血管内科常见急危重症患者的急救配合要点。

8)了解心血管内科常用检查(如动态心电图、影像学检查)的临床意义。

(3)专业技术

1)掌握心血管内科常用护理操作技术,如心电监护技术、电转复及电除颤等。

2)了解心血管内科常用仪器使用方法,如心电图机等。

3)了解起搏器的工作原理及应用。

(4)健康指导

1)掌握高血压、冠心病、心力衰竭、急性心肌梗死、心律失常、结构性心脏病等患者的健康教育。

2)掌握心内科介入治疗术前准备及术后护理健康教育。

3)掌握心血管疾病心脏康复健康教育。

4)掌握心功能不全患者容量管理健康教育。

2. 呼吸内科

(1)相关知识:熟悉科室情况、规章制度、岗位职责、工作流程、应急预案等。

(2)专业知识

1)掌握呼吸系统常见疾病(如慢性阻塞性肺疾病、支气管扩张、肺心病、肺炎、呼吸衰竭、呼吸性细支气管炎伴间质性肺疾病、肺部肿瘤等)的病因、临床症状、体征、处理原则。

2)掌握呼吸系统常见疾病的护理评估、病情观察、治疗要点、护理措施。

3)掌握人工气道管理的要点。

4)熟悉胸腔穿刺的配合要点以及胸腔闭式引流的护理要点。

5)掌握各种氧疗方法,熟悉呼吸机(有创/无创)、经鼻高流量辅助通气的护理要点。

6)熟悉呼吸内科常用药物(如止咳药物、祛痰药物、平喘药物、抗菌药物、抗肿瘤药物、急救药物等)相关知识。

7)熟悉呼吸内科常用化验检查(如血常规、血生化、血气分析、痰液、尿液、大便检查等)结果的临床意义。

8)熟悉呼吸内科常见急危重症患者的急救配合要点。

9)了解肺功能检查、支气管镜检查的目的和方法。

(3)专业技术

1)掌握缩唇呼吸、腹式呼吸等呼吸功能锻炼的方法。

2)掌握吸痰、胸部物理治疗等有效排痰的方法。

3)掌握呼吸内科常用护理操作技术,如心电监护技术、雾化吸入、氧疗、体位引流、无菌吸痰、动脉采血技术等。

4)了解呼吸科常见仪器设备的使用及故障排除。

(4)健康指导

1)掌握慢性阻塞性肺疾病、肺心病、肺炎、支气管哮喘、支气管扩张、咯血等患者的健康教育。

2)掌握常用吸入剂的使用及健康教育。

3)熟悉纤维支气管镜检查技术和胸腔穿刺技术的配合及健康教育。

4)熟悉患者肺康复的健康教育。

3. 血液内科

(1)相关知识:熟悉科室情况、规章制度、岗位职责、工作流程、应急预案等。

(2)专业知识

1)掌握血液系统常见疾病(如急性白血病、慢性白血病、再生障碍性贫血、特发性血小板减少性紫癜、淋巴瘤、骨髓瘤等)的病因、症状、体征、实验室指标、处理原则。

2)掌握血液系统常见疾病的护理评估、病情观察、治疗要点、护理措施。

3)掌握贫血分级、骨髓抑制分级、静脉炎分级、压力性损伤分级及护理要点。

4)掌握骨髓穿刺术、腰椎穿刺术的术前和术后护理要点。

5)掌握成分输血的护理要点。

6)掌握经外周静脉穿刺的中心静脉导管(peripherally inserted central venous catheters,PICC)的目的和护理要点。

7)掌握化疗药物外渗的预防与护理。

8)熟悉血液内科常用药物(化疗药物、止血药、抗菌药物、激素、免疫抑制剂、急救药物、化疗辅助药等)的相关知识。

9)熟悉血液内科常用化验检查(如血常规、血生化、凝血、骨髓穿刺检验等)结果的临床意义。

10)熟悉血液内科常见急危重症患者的急救配合要点。

(3)专业技术

1)掌握化疗药物配制及输注注意事项。

2)掌握血液内科常用护理操作技术,如输血技术、PICC维护技术、保护性隔离技术、手卫生等。

(4)健康指导

1)掌握急(慢)性白血病、再生障碍性贫血、骨髓瘤、淋巴瘤等患者的健康教育。

2)掌握化疗引起口腔黏膜炎、肛周感染等的健康教育。

3)掌握血液肿瘤患者及家属的心理护理要点。

4.肾脏内科

(1)相关知识:熟悉科室情况、规章制度、岗位职责、工作流程、应急预案等。

(2)专业知识

1)掌握肾脏系统常见疾病(如肾病综合征、急/慢性肾衰竭、原发性肾小球肾炎、继发性肾小球病等)的病因、症状、体征、处理原则。

2)掌握肾脏系统常见疾病的护理评估、病情观察、治疗要点、护理措施。

3)掌握肾穿刺活检术、血液透析、腹膜透析的护理要点。

4)熟悉肾脏内科常用药物(利尿剂、抗高血压药物、免疫抑制剂、糖皮质激素及急救药物等)的相关知识。

5)熟悉肾脏内科常用化验检查(如血常规、血生化、肾功能、尿常规、尿培养、24小时尿蛋白定量等)结果的临床意义。

6)熟悉肾脏内科常见急危重症患者的急救配合要点。

(3)专业技术

1)熟悉动静脉内瘘及血液透析导管的护理要点。

2)了解腹膜透析的操作技术。

3)了解腹膜平衡试验的操作技术。

4)了解血液透析的操作技术。

(4)健康指导

1)掌握肾病综合征、急/慢性肾衰竭、血液透析等患者的健康教育。

2)熟悉肾穿刺活检术、动静脉内瘘成形术、深静脉置管术和腹膜透析置管术的患者配合要点及健康教育。

5. 内分泌内科

(1)相关知识:熟悉科室情况、规章制度、岗位职责、工作流程、应急预案等。

(2)专业知识

1)掌握内分泌系统常见疾病(如糖尿病、甲状腺功能亢进症、甲状腺功能减退症、皮质醇增多症、原发性醛固酮增多症、嗜铬细胞瘤)的病因、症状、体征、处理原则。

2)掌握内分泌系统常见疾病的护理评估、病情观察、治疗要点、护理措施。

3)掌握内分泌功能试验的观察及护理要点。

4)掌握内分泌科常见急危重症[低血糖、糖尿病非酮症高渗性昏迷(简称"高渗性昏迷")、酮症酸中毒、肾上腺危象、甲状腺危象等]的处理原则与抢救配合。

5)熟悉内分泌科常用药物(降血糖药物、神经营养药物、激素、α 受体阻滞剂、急救药物等)的相关知识。

6)熟悉内分泌科常用化验检查(如血常规、血生化、血糖、尿糖、尿酮体、糖化血红蛋白、24 小时尿蛋白定量、24 小时尿离子、24 小时尿皮质醇等)结果的临床意义。

7)熟悉内分泌科常见急危重症患者的急救配合要点。

(3)专业技术

1)掌握内分泌科常用护理操作技术,如快速血糖监测技术、胰岛素注射技术、动态血糖监测技术。

2)掌握糖尿病足的护理要点。

3)掌握微量泵、胰岛素泵的使用与观察。

(4)健康指导:掌握糖尿病、甲状腺功能亢进症、甲状腺功能减退症等患者的健康教育。

6. 风湿免疫科

(1)相关知识:熟悉科室情况、规章制度、岗位职责、工作流程、应急预案等。

(2)专业知识

1)掌握风湿免疫系统常见疾病(如系统性红斑狼疮、类风湿关节炎、脊柱关节病、炎性肌病、IgG4 相关性疾病、血管炎等)的病因、症状、体征、处理原则。

2)掌握风湿免疫系统常见疾病的护理评估、病情观察、治疗要点、护理措施。

3)熟悉风湿免疫科常用药物(非甾体抗炎药、激素类药物、改善病情抗风湿药、免疫抑制剂、生物制剂、急救药物等)的相关知识。

4)熟悉风湿免疫科常用化验检查(如血常规、血生化、血沉、凝血四项、C 反应蛋白、降钙素原、自身抗体谱等)结果的临床意义。

5)熟悉关节腔穿刺术、唇腺活检的护理配合。

6)熟悉系统性红斑狼疮疾病活动度评分、肌力分级、吞咽功能评估等相关知识。

7)熟悉风湿免疫科常见急危重症患者的急救配合要点。

(3)专业技术：掌握生物制剂输注、激素冲击治疗等风湿免疫科常用护理操作技术。

(4)健康指导

1)掌握类风湿关节炎、系统性红斑狼疮、脊柱关节病、炎性肌病、IgG4相关性疾病、血管炎等患者的健康指导。

2)掌握免疫抑制剂、生物制剂等应用的健康教育。

3)掌握关节腔穿刺术、唇腺活检等专科检查前后的健康教育。

7. 消化内科

(1)相关知识：熟悉科室情况、规章制度、岗位职责、工作流程、应急预案等。

(2)专业知识

1)掌握消化系统常见疾病(如慢性胃炎、消化性溃疡、肝硬化、上消化道出血、炎症性肠病、急性胰腺炎等)的病因、症状、体征、处理原则。

2)掌握消化系统常见疾病的护理评估、病情观察、治疗要点、护理措施。

3)掌握胃肠内镜诊查和治疗术护理要点。

4)掌握消化道出血量的估计方法。

5)熟悉消化内科常用药物(抑制胃酸分泌药物、生长抑素、止血药物及急救药物等)的相关知识。

6)熟悉肠内营养液的分类。

7)熟悉生物制剂输注方法及注意事项。

8)熟悉消化内科常用化验检查(如血常规、血生化、大便潜血试验等)结果的临床意义。

9)熟悉消化内科常见急危重症患者的急救配合要点。

(3)专业技术

1)掌握胃肠减压、三腔二囊管、灌肠、腹围测量方法、肠内营养泵的使用方法等。

2)掌握营养风险筛查方法。

(4)健康指导

1)掌握慢性胃炎、消化性溃疡、上消化道出血、急性胰腺炎、肝硬化、炎性肠病等患者的健康教育。

2)掌握胃肠内镜检查技术的患者配合要点和健康教育。

3)掌握留置胃肠减压、肠内营养灌注护理要点和健康教育。

8.神经内科

(1)相关知识：熟悉科室情况、规章制度、岗位职责、工作流程、应急预案等。

(2)专业知识

1)掌握神经内科常见疾病（如脑膜炎、缺血性/出血性脑血管病、癫痫、重症肌无力、阿尔茨海默病等）的病因、症状、体征、处理原则。

2)掌握神经内科常见疾病的护理评估、病情观察、治疗要点、护理措施。

3)掌握意识判断、瞳孔观察、肌力分级及吞咽功能评估相关知识。

4)熟悉腰椎穿刺术的配合及护理要点。

5)熟悉脑卒中二、三级预防相关知识。

6)熟悉神经内科常用药物（溶栓药物、抗凝药物、抗癫痫药物、脱水药物、急救药物等）的相关知识。

7)熟悉神经内科常用化验检查（如血常规、血生化、脑脊液常规、脑脊液生化、凝血常规等）结果的临床意义。

8)熟悉神经内科常见急危重症患者的急救配合要点。

(3)专业技术

1)掌握神经内科常用护理操作技术，如吸痰技术、瞳孔观察、气道护理、患者约束法、心电监护技术、微量泵使用等。

2)掌握偏瘫患者良肢位的摆放方法及意义。

3)了解颅内压监测、肌力测量、吞咽功能评定、认知筛查等技术。

(4)健康指导

1)掌握脑出血、脑梗死、癫痫、脑膜炎、重症肌无力等患者的健康教育。

2)掌握吞咽、认知康复、肢体康复护理的健康教育。

9. 感染疾病科

(1)相关知识:熟悉科室情况、规章制度、岗位职责、工作流程、应急预案等。

(2)专业知识

1)掌握感染科常见疾病(如病毒性肝炎、细菌性痢疾、发热待查、流感、败血症、感染性休克、伤寒、疟疾等)的病因、症状、体征、处理原则。

2)掌握感染科常见疾病的护理评估、病情观察、治疗要点、护理措施。

3)熟悉感染科常用药物(抗菌药物、抗病毒药物等)的相关知识。

4)熟悉感染科常用化验检查(如血常规、血生化、大便常规、乙型肝炎及丙型肝炎病毒检测等)结果的临床意义。

5)熟悉医院感染控制、职业安全防护等相关知识、传染病法定类别及其上报流程和时间限制。

6)熟悉感染科常见急危重症患者的急救配合要点。

(3)专业技术:掌握标准预防措施的应用、各种隔离及防护技术。

(4)健康指导

1)掌握病毒性肝炎、发热、腹泻、伤寒、疟疾等患者的健康指导。

2)掌握感染性疾病的预防宣教。

10. 肿瘤化疗科

(1)相关知识:熟悉科室情况、规章制度、岗位职责、工作流程、应急预案等。

（2）专业知识

1）掌握肿瘤科常见疾病（如胃癌、肺癌、肠癌、食管癌、乳腺癌、淋巴瘤等）的病因、症状、体征、处理原则。

2）掌握肿瘤科常见疾病的护理评估、病情观察、治疗要点、护理措施。

3）掌握肿瘤科常见疾病化疗方案的临床应用及护理要点。

4）掌握常用化疗药物的配制方法，化疗药物不良反应观察及注意事项。

5）掌握 PICC 的目的和护理要点。

6）掌握化疗药物外渗的预防及护理。

7）熟悉化疗泵、镇痛泵的护理要点及注意事项。

8）熟悉化疗、放疗常见并发症及护理要点。

9）熟悉肿瘤科常用药物（化疗药物、止血药、激素药物、免疫抑制剂、急救药物等）的相关知识。

10）熟悉肿瘤科常用化验检查（如血常规、血生化、骨髓穿刺检验等）结果的临床意义。

11）熟悉肿瘤科常见急危重症患者的急救配合要点。

（3）专业技术

1）掌握化疗药物配制及输注注意事项。

2）掌握肿瘤科常用护理操作技术，如输血技术、PICC 维护技术等。

3）熟悉化疗泵的操作技术及使用方法。

4）了解植入式静脉输液港（implantable venous acess port，IVAP）的维护及护理要点。

（4）健康指导

1）掌握肿瘤科常见疾病患者的健康教育与康复指导。

2）掌握化疗后引起口腔黏膜炎、肛周感染等的健康教育。

3）掌握肿瘤患者及家属的心理护理要点。

（二）培训要求

每个科室轮转期间，在带教老师的指导下，新入职护士全程管理(从患者入院到出院)本专科常见疾病一级护理和二级护理患者至少各 5 名。护士能够掌握所管患者的病情,并能给予正确评估、及时观察、协助治疗、心理护理、健康教育等,能够为患者提供专业规范的护理服务。内科专科护理技术操作项目及达标次数见表 5-1。

表 5-1　内科专科护理技术操作项目及达标次数

专科名称	技术名称	达标次数 / 次
心血管内科	心电图机的使用	3
	心电图的判读	5
	微量泵的使用	5
	遥控心电监护	5
	电转复配合	1
	心电监护仪的使用	5
	除颤仪的使用	3
	模拟简易呼吸器的使用	1
呼吸内科	经鼻高流量氧疗	1
	无创机械通气	1
	动脉采血技术	2
	气管切开换药	5
	排痰仪的使用	10
	吸入剂的使用	5
	气管插管患者口腔护理	10
	气管导管气囊压力监测	20
	呼吸机同步雾化吸入	5

续表

专科名称	技术名称	达标次数/次
血液内科	PICC 使用（冲、封管）	3
	PICC 维护	5
	化疗药物防护	3
肾脏内科	血液透析导管换药	5
	24h 动态血压监测	5
内分泌内科	动态血糖监测	3
	瞬感动态血糖监测	3
	臀部肌肉深部注射	3
	胰岛素泵操作	3
	胰岛素笔注射操作	3
风湿免疫内科	生物制剂输注	5
	激素冲击治疗	5
消化内科	胃肠减压	10
	三腔二囊管的使用	5
	灌肠	10
	腹围测量方法	5
	肠内营养泵的使用方法	10
	营养风险筛查方法	10
神经内科	瞳孔观察	10
	吞咽功能评估	10
感染疾病科	单重血浆置换术	1
	胆红素吸附术	1

续表

专科名称	技术名称	达标次数／次
肿瘤化疗科	便携式化疗泵的配置	4
	输液港穿刺(使用及维护)	15
	PICC 维护	15

二、外科

(一)培训内容

1. 普通外科

(1)相关知识：熟悉科室情况、规章制度、岗位职责、工作流程、应急预案等。

(2)专业知识

1)掌握普通外科常见疾病(如甲状腺疾病、乳腺疾病、腹外疝、肠梗阻、胃肠道肿瘤、肝脏肿瘤、肛管疾病、胆道、胰腺疾病、急腹症等)的病因、症状、体征、处理原则。

2)掌握普通外科常见疾病患者的护理评估、病情观察、治疗要点、围手术期护理措施、手术后并发症观察与处理、出院指导。

3)掌握各种引流管及引流装置的护理要点。

4)掌握肠内、外营养护理要点。

5)熟悉普通外科常用药物(解痉镇痛药物、抗菌药物、抗凝药物、营养支持药物、止血药、急救药物等)的相关知识。

6)熟悉普通外科常用化验检查(如血常规、血生化、血培养、尿便常规、潜血、尿淀粉酶、肿瘤标志物等)结果的临床意义。

7)熟悉普通外科常见急危重症患者的急救配合要点。

(3)专业技术

1)掌握普通外科常用护理操作技术,如胃肠减压技术、更换引流袋、引流技术、造口护理技术、灌肠、留置导尿、乳腺癌手术后功能锻炼等。

2)掌握肠内、外营养支持技术。

3)熟悉肠内营养泵的使用。

(4)健康指导：掌握普通外科常见疾病的健康教育。

2. 骨科

(1)相关知识：熟悉科室情况、规章制度、岗位职责、工作流程、应急预案等。

(2)专业知识

1)掌握骨科常见疾病(如骨折、骨关节炎、运动损伤、骨肿瘤、腰椎间盘突出症、颈椎病、脊柱畸形等)的病因、症状、体征、处理原则。

2)掌握骨科常见疾病的护理评估、病情观察、治疗要点、围手术期护理措施、手术后并发症观察与处理、出院指导。

3)掌握骨科常用治疗技术(如牵引、石膏外固定等)的配合与护理要点。

4)掌握肌力的评定。

5)掌握下肢深静脉血栓的预防及护理。

6)熟悉骨科常用药物(如抗菌药物、镇痛药物、抗凝药物、急救药物等)的相关知识。

7)熟悉骨科常用化验检查(如血常规、血生化、尿便常规、肿瘤标志物等)结果的临床意义。

8)熟悉骨科常见急危重症患者的急救配合要点。

(3)专业技术

1)掌握骨折患者体位的安置。

2)掌握骨科常用护理操作技术,如移动和搬运、轴线翻身、骨科辅具的使用、冷敷、压力性损伤预防与护理、伤口护理、引流护理等。

3)掌握骨科肢体、脊柱牵引技术的护理要点。

4)熟悉间歇充气压力装置、半导体激光的使用方法。

(4)健康指导：掌握骨科常见疾病患者的功能锻炼、康复促进及健康教育。

3. 泌尿外科

(1)相关知识：熟悉科室情况、规章制度、岗位职责、工作流程、应急预案等。

(2)专业知识

1)掌握泌尿外科常见疾病(如尿路结石、前列腺增生症、肾癌、膀胱癌、前列腺癌等)的病因、症状、体征、处理原则。

2)掌握泌尿外科常见疾病的护理评估、病情观察、治疗要点、围手术期护理措施、手术后并发症观察与处理、出院指导。

3)掌握留置导尿、膀胱冲洗及尿路造口的护理。

4)掌握泌尿外科常见管路(膀胱造瘘管、肾造瘘管、输尿管支架管等)的护理。

5)熟悉泌尿外科常用药物(如抗菌药物、解痉镇痛药物、抗凝药物、急救药物等)的相关知识。

6)熟悉泌尿外科常用化验检查(如血常规、血生化、尿常规等)结果的临床意义。

7)熟悉膀胱镜检查及前列腺穿刺的护理。

8)熟悉泌尿外科常见急危重症患者的急救配合要点。

(3)专业技术：掌握泌尿外科常用护理操作技术，如膀胱冲洗、更换尿袋、更换造口袋等。

(4)健康指导：掌握泌尿外科常见疾病患者的健康教育及延续性护理。

4. 胸外科

(1)相关知识：熟悉科室情况、规章制度、岗位职责、工作流程、应急预案等。

(2)专业知识

1)掌握胸外科常见疾病(如气胸、多发肋骨骨折、肺癌、食管癌、纵隔肿瘤等)的病因、症状、体征、处理原则。

2)掌握胸外科常见疾病的护理评估、病情观察、治疗要点、围手术期护理措施、手术后并发症观察与处理、出院指导。

3)掌握胸腔闭式引流术的配合与护理要点。

4)掌握肠内营养管的护理。

5)熟悉胸外科常用药物(如抗菌药物、镇痛药物、镇咳祛痰药物、止血药物、抑酸药、急救药物等)的相关知识。

6)熟悉胸外科常用化验检查(如血常规、血生化、血气分析、肺功能、肿瘤标志物等)结果的临床意义。

7)掌握下肢深静脉血栓的预防及护理。

8)掌握胸外科常见管路(胸腔闭式引流、纵隔引流等)的护理。

9)熟悉胸外科常见急危重症患者的急救配合要点。

(3)专业技术

1)掌握胸外科常用护理操作技术,如胸腔闭式引流的护理、胃肠减压技术、心电监护技术、更换引流袋等。

2)掌握胸外科的呼吸道护理、胸部物理治疗(有效咳嗽、咳痰、雾化吸入、叩背、体位引流),呼吸音听诊。

(4)健康指导:掌握胸外科常见疾病患者的健康教育。

5. 心外科

(1)相关知识:熟悉科室环境、规章制度、岗位职责、工作流程、应急预案等。

(2)专业知识

1)掌握心外科常见疾病(冠心病、心脏瓣膜病)的病因、临床表现、处理原则。

2)掌握心外科常见疾病(冠心病、心脏瓣膜病)的护理评估、病情观察、治疗要点、手术方式、围手术期护理措施、手术后并发症观察与处理、出院指导。

3)掌握留置胸腔引流管的观察护理要点及管路固定方法。

4)冠状动脉造影术的护理和观察要点。

5)熟悉心外科术后早期预防下肢深静脉血栓的观察和护理要点。

6)熟悉急性心肌梗死、心绞痛、心力衰竭、心律失常、心搏骤停的处理方法。

7）识别常见心律失常心电图：房性期前收缩、室性期前收缩、心房颤动。

8）掌握高血钾、低血钾、高血糖、低血糖、洋地黄中毒的处理方法。

9）熟悉心外科常用药物（如血管活性药物、抗凝药物、抗心律失常药、镇静催眠药物、急救药物等）的药理作用。

10）熟悉心外科常用化验检查（如血常规、血生化、凝血功能、血气分析等）结果的临床意义。抗凝指标的检测及处理方法。

（3）专业技术

1）掌握心外科常用护理操作技术，如胸部物理治疗、胸腔闭式引流管护理技术、拔除胸腔闭式引流管的医护配合、动脉血标本采集技术、中心静脉导管（central venous cathete，CVC）换药等。

2）熟悉急救技术：心电监护技术、非同步电除颤、简易呼吸器、经气管插管开放式吸痰／密闭式吸痰。

3）掌握常用仪器的使用：心电监护仪、微量输液泵、除颤仪、无创湿化治疗仪。

4）掌握血管活性药物（如血管活性药物、抗凝药物、抗心律失常药、镇静催眠药物、急救药物等）的配制方法。

5）健康指导：掌握冠心病、瓣膜病患者的术前、术后健康教育，服用华法林的注意事项，服用地高辛的注意事项，开胸术后保护胸骨的重要性及方法，呼吸功能锻炼。

6. 神经外科

（1）相关知识：熟悉科室情况、规章制度、岗位职责、工作流程、应急预案等。

（2）专业知识

1）掌握神经外科常见疾病（如颅脑损伤、颅脑肿瘤、脑血管疾病、脊柱脊髓病变等）的病因、症状、体征、处理原则。

2)掌握神经外科常见疾病的护理评估、病情观察、治疗要点、围手术期护理措施、手术后并发症观察与处理、出院指导。

3)掌握脑血管介入治疗的护理要点。

4)掌握腰椎穿刺的配合与护理要点。

5)掌握脑室引流的护理要点、瞳孔检查方法、格拉斯哥昏迷评分法。

6)熟悉神经外科常用药物(如抗癫痫药物、脱水药物、神经营养类药物、急救药物等)的相关知识。

7)熟悉神经外科常用化验检查(如血常规、血生化、脑脊液检查等)结果的临床意义。

8)熟悉神经外科常见急危重症患者的急救配合要点。

9)熟悉颅内压监测的护理要点。

(3)专业技术

1)掌握神经外科常用护理操作技术,如脑室引流护理技术、更换引流袋、瞳孔观察、气道护理、约束法。

2)了解颅内压监护仪的使用方法、肌力的评估等。

(4)健康指导:掌握神经外科常见疾病患者的健康教育。

7. 血管外科

(1)相关知识:熟悉科室情况、规章制度、岗位职责、工作流程、应急预案等。

(2)专业知识

1)掌握血管外科常见疾病(如急性动脉栓塞、下肢动脉硬化闭塞、下肢静脉曲张、下肢深静脉血栓等)的病因、症状、体征、处理原则。

2)掌握血管外科常见疾病的护理评估、病情观察、治疗要点、围手术期护理措施、手术后并发症观察与处理、出院指导。

3)熟悉各种常见血管通路的建立方式。

4)熟悉血管外科常用药物(如血管活性药物、抗凝药物、急救药物等)的相关知识。

5)熟悉血管外科常用化验检查(如血常规、血生化、凝血功能、血糖)结果的临床意义。

6)熟悉血管外科常见急危重症患者的急救配合要点。

(3)专业技术

1)熟悉踝泵运动方法。

2)掌握 Burgers 运动法。

3)掌握 6 分钟步行试验方法。

4)掌握判断肢端血运的方法。

5)了解弹力袜的穿着方法和注意事项。

6)熟悉便携式多普勒超声应用。

(4)健康指导：掌握血管外科常见疾病的健康教育。

8. 整形烧伤外科

(1)相关知识：熟悉科室情况、规章制度、岗位职责、工作流程、应急预案等。

(2)专业知识

1)掌握整形烧伤外科常见疾病(如皮肤肿瘤、糖尿病足、压力性损伤、烧伤等)的病因、症状、体征、处理原则。

2)掌握整形烧伤外科常见疾病的护理评估、病情观察、治疗要点、围手术期护理措施、手术后并发症观察与处理、出院指导。

3)熟悉整形烧伤外科常用药物(如抗菌药物,扩血管、改善循环药物等)的相关知识。

4)熟悉整形烧伤外科常用化验检查(如血常规、血生化、血糖、C 反应蛋白、血沉等)结果的临床意义。

5)熟悉整形烧伤外科常见急危重症患者的急救配合要点。

(3)专业技术

1)掌握皮瓣术后患者护理常规。

2)掌握负压创面治疗的护理要点。

3)了解伤口换药操作。

(4)健康指导：掌握整形科外科常见疾病的健康教育。

9. 重症医学科

(1)相关知识：熟悉科室情况、规章制度、岗位职责、工作流程、应急预案等。

(2)专业知识

1)熟悉常见化验/特殊检查：动脉血气分析、D-二聚体、感染筛查、血糖、听诊、胸片的简单识别、心电图的识别。

2)熟悉专科疾病知识，包括护理评估、病情观察、治疗要点、护理措施、健康教育等。包括神志评估（RASS镇静程度评估表、谵妄评估）、感染的预防措施，手卫生适应证及方法、压力性损伤的预防和护理、深静脉血栓的预防措施、外科手术后各引流管的护理和观察、外科各专科手术注意事项、生命体征的监测及观察、呼吸机相关性肺炎、严重脓毒症/脓毒症休克。

(3)专业技术

1)掌握基础护理操作：无菌操作、心电图机的使用、输液泵及微量泵的使用、胸部物理治疗、雾化吸入、穿脱隔离衣。

2)熟悉专科护理操作：经气管插管吸痰及注意事项、动脉采血及血气机的使用、机械通气患者的护理、CVC维护、除颤仪的使用、C反应蛋白检测。

(二)培训要求

每个科室轮转期间，在带教老师的指导下，新入职护士全程管理（从患者入院到出院）本专科常见疾病一级护理和二级护理患者至少各5名。护士能够掌握所管患者的病情，并能给予正确评估、及时观察、协助治疗、心理护理、健康教育等，能够为患者提供专业规范的护理服务。外科专科护理技术操作项目及达标次数见表5-2。

表 5-2 外科专科护理技术操作项目及达标次数

专科名称	技术名称	达标次数 / 次
普通外科	胃肠减压技术	10
	腹带包扎	30
	备皮	10
	腹腔冲洗	5
	洗胃技术	3
	引流管护理技术	20
	造口更换技术	5
	灌肠	5
	留置导尿	5
	乳腺癌手术后功能锻炼	20
	肠内、外营养技术	10
	肠内营养泵	5
	造口定位及并发症处理	5
	输液港的维护	5
骨科	护具佩戴	5
	颈托佩戴	5
	皮牵引	5
	轴线翻身	10
	助行器使用	5
	拐杖使用	2
	半导体激光	5
	下肢气压循环驱动	5
	关节活动器佩戴	5

续表

专科名称	技术名称	达标次数 / 次
泌尿外科	更换引流袋	30
	尿路造口袋更换	3
	泌尿造口术前定位	6
	男患者尿道口护理	30
	女患者尿道口护理	10
胸外科	胸部物理治疗	50
	呼吸音听诊	40
	胸腔闭式引流护理	40
	胃肠减压术	4
心外科	胸部物理治疗	10
	胸腔闭式引流管护理	10
	动脉血标本采集技术	5
	中心静脉导管维护（PICC、CVC）	2
	ACT 检测	2
	多普勒足背动脉检测	2
	心电监护仪的使用	10
	遥测心电监护仪的使用	10
	微量输液泵的使用	10
	无创湿化治疗仪	2
	经气管插管吸痰	5
	简易呼吸器	1
	非同步电除颤	1

续表

专科名称	技术名称	达标次数 / 次
神经外科	瞳孔观察	10
	腰大池引流的观察	5
血管外科	便携式多普勒超声应用	5
整形烧伤外科	负压吸引治疗	5
	伤口换药	2
	术后拆线	1
	中心静脉导管维护	2
	PICC 维护	2
重症医学科	床旁心电图	10
	动脉采血	10
	输液泵 / 微量泵	10
	CVC 维护	1
	更换气管插管位置	5
	经气管插管吸痰	10
	穿脱隔离衣	3

三、妇产科

(一) 培训内容

1. 妇科

(1) 相关知识:熟悉科室情况、规章制度、岗位职责、工作流程、应急预案等。

(2) 专业知识

1) 掌握妇科常见疾病(如子宫肌瘤、宫颈癌、子宫内膜癌、卵巢癌、卵巢囊肿、异位妊娠、子宫内膜异位症、卵巢过度刺激综合征等)的病因、症状、体征、处理原则。

2)掌握妇科常见疾病的护理评估、病情观察、治疗要点、护理措施。

3)掌握妇科腹腔镜手术、宫颈锥切术、开腹手术、宫腔镜手术、计划生育手术、阴式手术等围手术期护理要点。

4)掌握相关引流管护理要点(腹腔引流,阴道引流,皮下引流等)。

5)熟悉妇科常用药物(如常用抗菌药物、止血药物、化疗药物及化疗辅助用药、激素、急救药物等)的相关知识。

6)熟悉妇科常用化验检查(如血常规、血生化、尿常规、妇科肿瘤标志物等)结果的临床意义。

7)熟悉妇科常见急危重症患者的急救配合要点及晚期癌症安宁疗护。

(3)专业技术:掌握妇科常用护理操作技术,如阴道冲洗及阴道上药、会阴擦洗、坐浴、导尿管留置,掌握化疗液体配制流程及个人防护、中心静脉导管维护流程等。

(4)健康指导

1)掌握经腹及经阴道子宫切除术、腹腔镜手术、宫腔镜手术、计划生育手术等患者的健康教育。

2)掌握盆底肌肉功能锻炼的方法。

2. 产科

(1)相关知识:熟悉科室情况、规章制度、岗位职责、工作流程、应急预案等。

(2)专业知识

1)掌握正常分娩的观察和护理,产科常见疾病(如胎膜早破、胎盘早剥、前置胎盘、胎儿窘迫、先兆早产、多胎妊娠、妊娠高血压、妊娠糖尿病、瘢痕子宫妊娠、产后出血等)的病因、症状、体征、处理原则。

2)掌握产科常见疾病的护理评估、病情观察、治疗要点、围手术期、产褥期的护理措施。

3) 掌握新生儿护理及观察要点。

4) 掌握母乳喂养相关知识与技巧。

5) 熟悉产科常用药物(如子宫收缩药、解痉药物、抗高血压药物、止血药物、急救药物等)的相关知识。

6) 熟悉产科常用化验检查(如血常规、尿常规、血糖、凝血功能、24 小时尿蛋白定量等)结果的临床意义。

7) 熟悉产科常见急危重症患者的急救配合要点。

8) 了解妊娠合并其他内科疾病(贫血、心脏病等)的治疗及护理。

(3) 专业技术:掌握产科常用护理操作技术,如四步触诊、阴道检查、按摩子宫、听诊胎心、胎心监护、宫缩观察、会阴擦洗、新生儿断脐、母婴皮肤接触、母乳喂养指导、新生儿沐浴、脐部护理、臀部护理、抚触技术、袋鼠式护理(kangaroo mother care, KMC)技术等。

(4) 健康指导

1) 掌握孕期营养、饮食、运动指导。

2) 掌握产科常见疾病(妊娠糖尿病、妊娠高血压)的健康教育。

3) 掌握妊娠期、分娩期、产褥期的健康教育。

4) 掌握母乳喂养相关知识及新生儿的健康指导。

(二) 培训要求

每个科室轮转期间,在带教老师的指导下,新入职护士全程管理(从患者入院到出院)本专科常见疾病一级护理和二级护理患者至少各 5 名。护士能够掌握所管患者的病情,并能给予正确评估、及时观察、协助治疗、心理护理、健康教育等,能够为患者提供专业规范的护理服务。妇产科专科护理技术操作项目及达标次数见表 5-3。

表 5-3　妇产科专科护理技术操作项目及达标次数

专科名称	技术名称	达标次数 / 次
妇科	阴道冲洗上药	50
	导尿	10
	会阴擦洗	50
	PICC 维护	3
	输液港维护	3
产科	会阴擦洗	20
	阴道检查	15
	外阴消毒	20
	催产素引产术	20
	多普勒听胎心	20
	胎心监护	20
	铺产台	10
	新生儿沐浴	20
	母乳喂养指导	20
	新生儿抚触	10
	袋鼠式护理	5

四、儿科

(一) 培训内容

1. 肾脏专业

(1) 相关知识：熟悉科室情况、规章制度、岗位职责、工作流程、应急预案等。

(2) 专业知识

1)掌握儿童肾脏系统常见疾病(如肾病综合征、急/慢性肾衰竭、急性肾小球肾炎、高血压脑病、肾上腺皮质功能不全、过敏性紫癜性肾炎、狼疮肾炎、IgA 肾病、家族性出血性肾炎、慢性肾脏病、泌尿系感染等)的病因、症状、体征、处理原则。

2)掌握儿童肾脏系统常见疾病的护理评估、病情观察、治疗要点、护理措施。

3)掌握儿童肾穿刺活检术、血液透析、腹膜透析的护理要点。

4)熟悉儿童肾脏病常用药物(利尿剂、抗高血压药物、免疫抑制剂、糖皮质激素及急救药物等)的相关知识。

5)熟悉儿童肾脏病常用化验检查(如血常规、血生化、肾功能、尿常规、尿培养、24 小时尿蛋白定量等)结果的临床意义。

6)掌握肾脏专业常见急危重症(如:肾上腺危象)患儿的急救配合要点。

7)掌握儿科心肺复苏技术的急救配合要点。

(3)专业技术

1)掌握小儿留置针穿刺、密闭式静脉输液、静脉采血、雾化吸入、氧气吸入、经鼻/口腔吸痰、儿童心肺复苏技术等操作。

2)熟悉 CVC 管路及血液透析导管的护理要点。

3)熟悉腹膜透析护理操作技术,内容包括:持续不卧床腹膜透析技术、更换腹膜透析外接短管技术、腹膜透析患儿外出口换药技术、自动化腹膜透析机的使用技术。

4)了解血液透析的操作技术,内容包括:血浆置换操作技术、血液透析机的使用技术、床旁血滤机的使用技术、血液透析中心静脉管路换药技术、血液透析中心静脉管路连接技术。

5)掌握儿科肾脏专业常用仪器使用方法,如动态血压监测仪等。

(4)健康指导

1)掌握儿童肾病综合征、急/慢性肾衰竭、尿路感染、腹膜透析、血液透析等患儿及家属的健康教育。

2) 掌握儿童肾脏病相关专业疾病的用药、饮食、活动等健康教育。

3) 熟悉肾穿刺活检术、深静脉置管术、腹膜透析置管术的患儿及家属配合要点及健康教育。

4) 掌握与患儿及家属的沟通技巧。

2. 血液专业

(1) 相关知识:熟悉科室情况、规章制度、岗位职责、工作流程、应急预案等。

(2) 专业知识

1) 掌握儿童血液系统常见疾病(如急性白血病、慢性白血病、再生障碍性贫血、特发性血小板减少性紫癜、淋巴瘤、血友病等)及儿童肿瘤常见疾病(肝母细胞瘤、肾母细胞瘤、神经母细胞瘤、横纹肌肉瘤、尤因肉瘤、滑膜肉瘤等)的病因、症状、体征、处理原则。

2) 掌握儿童血液系统常见疾病及儿童肿瘤常见疾病的护理评估、病情观察、治疗要点、护理措施。

3) 掌握贫血分级、骨髓抑制分级、静脉炎分级及护理要点。

4) 掌握骨髓穿刺术及腰椎穿刺术的术前、术后护理要点。

5) 掌握成分输血的护理要点。

6) 掌握 PICC 及输液港的目的和护理要点。

7) 掌握化疗药物外渗的预防与护理。

8) 掌握化疗相关性口腔黏膜炎患儿的护理要点。

9) 熟悉儿童血液常见疾病化疗方案的临床应用及护理要点。

10) 熟悉儿童血液疾病常用药物(化疗药物、止血药、抗菌药物、激素、免疫抑制剂、急救药物等)的相关知识。

11) 熟悉儿童血液常用化验检查(如血常规、血生化、骨髓穿刺检验等)结果的临床意义。

12) 熟悉儿童化疗、放疗常见并发症及护理要点。

13) 掌握儿童血液专业常见急危重症(如:粒细胞缺乏伴发

热患儿、感染性休克等)患儿的急救配合要点。

14)掌握心肺复苏患儿的急救配合要点。

(3)专业技术

1)掌握化疗药物配制及输注注意事项。

2)掌握化疗药外溢的处理流程。

3)掌握小儿留置针穿刺、密闭式静脉输液、静脉采血、雾化吸入、氧气吸入、经鼻/口腔吸痰、儿童心肺复苏(单人)等操作。

4)掌握儿科血液专业常用护理操作技术,如密闭式静脉输血技术、PICC维护技术、输液港维护技术、口腔黏膜炎护理技术、保护性隔离技术等。

5)掌握儿科血液专业常用仪器使用方法,如动态血压监测仪等。

(4)健康指导

1)掌握儿童血液系统常见疾病[急(慢)性白血病、再生障碍性贫血、血友病、淋巴瘤等]以及儿童肿瘤常见疾病患儿及家属的健康教育。

2)掌握化疗引起口腔黏膜炎、肛周感染等的健康教育。

3)掌握血液肿瘤患儿及家属的心理护理要点。

4)掌握与患儿及家属的沟通技巧。

3. 神经专业

(1)相关知识:熟悉科室情况、规章制度、岗位职责、工作流程、应急预案等。

(2)专业知识

1)掌握儿童神经内科常见疾病(婴儿痉挛症、重症肌无力、脑炎、药物难治性癫痫、视神经脊髓炎谱系疾病、眼球阵挛肌阵挛综合征、吉兰-巴雷综合征、脊髓性肌萎缩)的病因、症状、体征、处理原则。

2)掌握儿童神经内科常见疾病的护理评估、病情观察、治疗要点、护理措施。

3)掌握意识判断、肌力分级及吞咽功能评估相关知识。

4）熟悉儿童腰椎穿刺术的配合方法及操作前后护理要点。

5）熟悉儿童神经内科常用药物（抗癫痫药物、脱水药物、急救药物等）的相关知识及药物剂量换算。

6）熟悉二类精神药品的使用及管理。

7）熟悉儿童神经内科常用化验检查（如血常规、血生化、脑脊液常规、脑脊液生化、凝血常规等）结果的临床意义。

8）熟悉儿童神经内科常见急危重症患儿（癫痫持续状态、代谢性疾病、线粒体脑肌病等）的急救配合要点。

9）了解四氢生物蝶呤负荷试验采血流程。

10）了解肌肉活检的术中医护配合。

（3）专业技术

1）掌握儿童神经内科常用护理操作技术，如经鼻/口腔吸痰技术、小儿约束法、心电监护技术、氧气吸入等操作。

2）掌握血糖的测量方法及数值意义。

3）熟悉儿童脑电图检查电极的粘贴方法以及基本图形识别。

（4）健康指导

1）掌握药物难治性癫痫、生酮饮食、脑炎、重症肌无力以及免疫系统疾病等患儿及家属的健康教育。

2）掌握吞咽、认知康复、肢体康复护理的健康教育。

3）掌握与患儿及家属的沟通技巧。

4. 呼吸专业

（1）相关知识：熟悉病房科室情况、规章制度、岗位职责、工作流程、应急预案等。

（2）专业知识

1）掌握儿科呼吸系统常见疾病（急性上呼吸道感染、急性支气管炎、肺炎、支气管哮喘）的概念、病因、临床表现。

2）掌握儿科呼吸系统常见疾病的护理评估、病情观察、治疗要点、护理措施。

3）熟悉儿科呼吸系统疾病常用药物（如抗菌药物、抗病毒药物、祛痰药物、雾化吸入药物等)的用法剂量及常见不良反应和药物的配伍禁忌。

4)熟悉儿科呼吸系统疾病的常用化验检查(如血常规、尿便常规、血生化、血培养、胸部影像学检查等)结果的临床意义。

5)熟悉儿科呼吸系统疾病的专科检查(如血常规、尿便常规、血生化、血培养、胸片及 CT、肺功能等)结果的临床意义。

6)了解儿科呼吸系统疾病常用介入诊治技术［支气管肺泡灌洗术、经气管支气管刷检术、经气管支气管黏膜活检术、经支气管镜肺活检(TBLB)术、经支气管针吸活检、经支气管冷冻肺活检、支气管异物取出术等］的操作方法及术前、术后护理注意事项。

7)熟悉儿科呼吸常见急危重症患儿(重症哮喘、急性呼吸窘迫综合征、急性呼吸道梗阻)的急救配合要点。

(3)专业技术

1)掌握儿科呼吸专业常用护理操作技术,如儿童密闭式静脉输液、静脉采血、氧气吸入、经鼻 / 口腔吸痰、儿童心肺复苏术等。

2)掌握儿科呼吸专业专科护理操作技术,如儿童雾化吸入技术、吸入给药技术、胸部叩拍技术、体位引流技术,经鼻 / 口鼻腔吸痰技术等。

3)掌握儿科呼吸专业常用仪器的使用方法,如心电监护仪、输液泵、输血泵、血气机、空气压缩雾化泵的使用方法、消毒方法及常见故障排除。

(4)健康指导

1)掌握与儿科呼吸系统疾病患儿及家长的沟通技巧。

2)掌握对儿科呼吸系统疾病患儿及家长的健康教育。

5. 心血管专业

(1)相关知识:熟悉科室情况、规章制度、岗位职责、工作流程、应急预案等。

(2)专业知识

1)掌握儿童心血管系统常见疾病(如晕厥、心力衰竭、心律失常、心肌病、川崎病等)的病因、临床症状、体征、处理原则。

2)掌握儿童心血管系统常见疾病的护理评估、病情观察、治疗要点、护理措施。

3)熟悉儿童心血管心导管检查术、射频消融术等术前、术后的护理要点。

4)熟悉儿童典型心律失常的心电图特点。

5)熟悉儿科心血管常用药物(如血管活性药物、利尿药物、抗凝药物、抗心律失常药物、急救药物等)相关知识及药物剂量换算。

6)熟悉儿科心血管内科常用化验检查(如血常规、血生化、尿便常规、血电解质、心肌酶等)结果的临床意义。

7)熟悉儿科心血管内科常见急危重症患儿(如缺氧发作、心源性晕厥、肺动脉高压危象)的急救配合要点。

8)了解儿科心血管内科常用检查(如心电图、直立试验、直立倾斜试验、血管内皮功能检测、动态血压监测)的临床意义。

(3)专业技术

1)掌握儿科心血管专业护理操作技术,如心电监护技术、儿童非同步电除颤技术、儿童心肺复苏技术、心电图、动态心电图、动态血压、直立试验等。

2)掌握儿科心血管专业常用仪器使用方法,如心电图机、动态心电图仪、动态血压仪等。

(4)健康指导:掌握晕厥、川崎病、心力衰竭、心律失常、心肌病等患儿及家属的健康教育。

6. 小儿外科专业

(1)相关知识:熟悉科室情况、规章制度、岗位职责、工作流程、应急预案等。

(2)专业知识

1)掌握小儿外科常见疾病(如脑积水、下丘脑错构瘤、阑尾炎、腹股沟斜疝、鞘膜积液、包茎、小儿隐睾、神经母细胞瘤等)的病因、症状、体征、处理原则。

2)掌握小儿外科常见疾病的护理评估、病情观察、治疗要点、围手术期护理措施、手术后并发症观察与处理、出院指导。

3)掌握各种引流管及引流装置的护理要点。

4)掌握 Ommaya 囊植入术的术后护理要点。

5)掌握腰椎穿刺的配合与护理要点。

6)掌握瞳孔检查方法、头围测量方法。

7)掌握颅内压增高或降低的临床表现及护理要点。

8)掌握肠内、外营养护理要点。

9)熟悉小儿外科常用药物(如抗菌药物、抗癫痫药物、激素类药物、止血药物、神经营养类药物、急救药物等)的相关知识。

10)熟悉小儿外科常用化验检查(如血常规、血生化、脑脊液检查,出凝血检查等)结果的临床意义。

11)熟悉小儿外科常见急危重症患儿(低钠血症引起的抽搐等)的急救配合要点。

(3)专业技术

1)掌握小儿外科常用护理操作技术,如脑室引流护理技术、更换引流袋、瞳孔观察、头围测量、中心静脉导管维护、胃肠减压技术、氧气吸入、心电监护技术、密闭式静脉输液技术、雾化吸入法、灌肠、约束法。

2)掌握小儿外科常用仪器使用方法,如心电监护仪、输液泵、肠外营养泵、负压吸引装置等。

(4)健康指导

1)掌握小儿外科常见疾病患儿及家属的健康教育。

2)掌握脑积水患儿出院后引流管护理的健康宣教。

7. 儿童癫痫外科专业

(1)相关知识:熟悉科室情况、规章制度、岗位职责、工作流程、应急预案等。

(2)专业知识

1)掌握儿童癫痫中心常见疾病(如难治性癫痫、下丘脑错构瘤、脑面血管瘤病、拉斯马森综合征等)的病因、症状、体征等。

2)掌握儿童癫痫中心常见疾病的护理评估、病情观察、治疗要点、围手术期护理、手术后并发症观察与处理、出院指导。

3)掌握 SEEG 安装头颅定位螺钉的医护配合方法。

4)掌握立体定向电极植入术的护理。

5)掌握大脑半球离断术的术后护理。

6)掌握各脑叶切除的术后护理。

7)掌握迷走神经刺激器植入术的术后护理。

8)掌握脑室引流的护理要点。

9)掌握术后 CT 外出检查的配合和健康宣教。

10)掌握腰椎穿刺术的配合与护理要点。

11)了解肌力、肌张力的评估。

12)掌握瞳孔检查方法。

13)掌握颅内压增高或降低的临床表现及护理要点。

14)熟悉儿童癫痫中心常用药物(如镇静类药物、退烧药、急救药物等)的相关知识。

15)熟悉儿童癫痫中心常用化验检查(如血常规、血生化、PCT、脑脊液检查,出凝血检查等)结果的临床意义。

16)熟悉儿童癫痫中心常见急危重症(如癫痫持续状态)患儿的急救配合要点。

(3)专业技术

1)掌握儿童癫痫中心常用护理操作技术,如脑室引流护理技术、脑电图检查、物理降温、中心静脉导管维护、尿管护理,心电图检查、更换引流袋、雾化吸入法、约束法。

2)掌握脑电图异常情况(如电极线脱落、脑电图伪差识别、停电应急处理等)的常见处理方法。

3)掌握保护性约束的护理。

4)掌握儿童癫痫中心常见仪器的使用方法,如心电监护仪、输液泵、注射泵、复苏球囊、负压吸引装置等。

(4)健康指导

1)掌握儿童癫痫中心常见疾病患儿及家属的健康教育。

2)掌握儿童癫痫中心脑电图患儿及家属的健康教育。

8. 儿童危重症专业

(1)相关知识:熟悉科室情况、规章制度、岗位职责、工作流程、应急预案等。

(2)专业知识

1)掌握儿科儿童危重症专业常见疾病(如癫痫持续状态、脓毒症、呼吸衰竭、急性肾衰竭、心力衰竭等)的病因、症状、体征、处理原则。

2)掌握儿科儿童危重症专业常见疾病的护理评估、病情观察、治疗要点、护理措施。

3)掌握儿科儿童危重症专业常用护理操作技术,如儿童心肺复苏技术、儿童除颤技术的护理要点。

4)熟悉儿科儿童危重症专业常用药物(血管活性药物、抗心律失常药物、抗凝药物、利尿剂、抗高血压药物及急救药物等)的相关知识。

5)熟悉儿科儿童危重症专业常用化验检查(如血常规、血生化、血培养、尿常规、尿培养、痰培养、动脉血气值等)结果的临床意义。

6)掌握儿科儿童危重症专业抢救物品摆放位置及使用。

7)掌握儿科儿童危重症专业儿童心肺复苏技术、气管插管术的急救配合要点。

8)了解儿科儿童危重症专业临时体外无创起搏的工作原理及应用。

(3)专业技术

1)掌握儿科儿童危重症专业常用护理操作技术,如动脉血气分析、儿童改良式有创动脉血压监测、密闭式吸痰技术、有创呼吸机雾化吸入、肠外营养配制、连续性肠内营养泵入技术等。

2）掌握儿科儿童危重症专业常用仪器使用方法，如血气机、呼吸机、双频指数脑电图仪、无创心排量监测仪等。

3）掌握儿科儿童危重症专业PICC、CVC、PORT管路及血液透析导管的维护要点。

4）熟悉儿科儿童危重症专业腹膜透析、血液透析护理操作技术。

（4）健康指导

1）掌握儿科儿童危重症专业管饲喂养、气管切开护理、造瘘口护理、家用呼吸机护理等患儿及家属的健康教育。

2）掌握儿科儿童危重症专业相关专业疾病的用药、饮食、活动等健康教育。

3）掌握儿科儿童危重症专业与患儿及家属的沟通技巧。

9．新生儿专业

（1）相关知识：熟悉科室情况、规章制度、岗位职责、工作流程、应急预案等。

（2）专业知识

1）掌握新生儿常见疾病（如早产、新生儿黄疸、新生儿窒息、新生儿坏死性小肠结肠炎、新生儿呼吸窘迫综合征、新生儿低血糖症、新生儿肺炎、新生儿感染、新生儿脓毒症、新生儿缺氧缺血性脑病、新生儿脐炎等）的病因、症状、体征、处理原则。

2）掌握新生儿常见疾病的护理评估、病情观察、治疗要点、护理措施。

3）掌握新生儿常见特殊生理状态及护理要点。

4）掌握新生儿复苏流程及护理要点。

5）掌握光照疗法的护理要点。

6）掌握新生儿常用药物（如常用溶液、抗菌药物、止血药、急救药物等）的相关药理知识。

7)熟悉新生儿常用化验检查(如血常规、尿便常规、血生化、血培养、血胆红素等)结果的临床意义。

8)熟悉新生儿肠外营养的临床应用及护理要点。

9)掌握药物外渗的预防与护理。

10)掌握PICC的目的和护理要点。

11)掌握新生儿常见急危重症患儿的急救配合要点。

12)掌握母乳喂养知识及母婴分离患儿母乳喂养方法。

(3)专业技术

1)掌握新生儿留置针穿刺、密闭式静脉输液、静脉采血、密闭式静脉输血、雾化吸入、氧气吸入、经鼻/口腔吸痰、新生儿胃管留置、新生儿管饲喂养、新生儿复苏等操作。

2)掌握儿科新生儿专业常用护理操作技术,如:新生儿尿布更换、人工喂养、新生儿沐浴、新生儿抚触、新生儿眼部用药护理、脐部护理、臀部护理等技术。

3)掌握儿科新生儿专业常用仪器使用方法,如暖箱、蓝光治疗仪、经皮黄疸仪、无创呼吸机等仪器等。

4)掌握PICC维护技术、保护性隔离技术等。

(4)健康指导

1)掌握新生儿常见疾病(如早产、新生儿黄疸、新生儿窒息、新生儿坏死性小肠结肠炎、新生儿呼吸窘迫综合征、新生儿低血糖症、新生儿肺炎、新生儿感染、新生儿脓毒症、新生儿缺氧缺血性脑病、新生儿脐炎等)患儿家属的健康教育。

2)掌握与患儿家属的沟通技巧。

10. 新生儿危重症专业

(1)相关知识:熟悉科室情况、规章制度、岗位职责、工作流程、应急预案等。

(2)专业知识

1)掌握新生儿常见疾病(如早产儿、新生儿黄疸、新生儿坏死性小肠结肠炎、新生儿缺血缺氧性脑病、新生儿呼吸窘迫综合征、新生儿颅内出血、新生儿窒息、新生儿脓毒症等)的病因、症状、体征、处理原则。

2）掌握新生儿常见疾病的护理评估、病情观察、治疗要点、护理措施。

3）熟悉新生儿科常用药物（如抗菌药物、肾上腺素、肺表面活性物质、血管活性药物、镇静药物等）的相关知识及药物剂量换算。

4）熟悉新生儿液体需要量的换算。

5）熟悉新生儿常用化验检查（如血常规、尿便常规、血生化、血培养、血胆红素、胸片、血气分析等）结果的临床意义。

6）掌握新生儿复苏技术及危重症新生儿（如新生儿脓毒症、新生儿休克等）急救配合的要点。

（3）专业技术

1）掌握儿科新生儿危重症专业常用护理操作技术，如新生儿胃管留置及管饲喂养技术、口腔运动干预技术、新生儿造瘘口的护理、肠外营养液的配制、动脉血气分析、有创动脉血压监测、新生儿脐动/静脉置管的维护及使用、新生儿肺表面活性物质气管内给药、袋鼠式护理等。

2）掌握儿科新生儿危重症专业常用仪器使用方法，如暖箱、辐射台、床旁视频脑电图机、有创/无创呼吸机、转运暖箱的使用及消毒方法。

（4）健康指导

1）掌握与患儿家属的沟通技巧。

2）掌握喂养不耐受、支气管肺发育不良、肠造瘘等患儿的居家照顾知识的宣教。

11. 儿科门诊

（1）相关知识：熟悉科室基本情况、规章制度、岗位职责、工作流程、应急预案等。

（2）专业知识

1）掌握儿科常见疾病（如癫痫、婴儿痉挛症、新生儿黄疸、肺炎、哮喘、川崎病、高血压病等）的症状、体征、处理原则。

2)掌握儿科常见疾病的护理评估、病情观察、治疗要点、护理措施。

3)掌握儿科常见传染性疾病(如猩红热、水痘、手足口病、腮腺炎等)的病因、症状、体征、传播途径、隔离措施、治疗要点及护理措施。

4)熟悉儿科常用药物(抗菌药物、生长激素类药物、精神类药物、急救药物等)的相关知识。

5)熟悉儿科常用化验检查(如血尿常规、血生化、血气分析、心电图等)结果的临床意义。

6)掌握儿科常见急危重症(如癫痫持续状态)患儿的急救流程及配合要点。

7)掌握危急重症(如癫痫持续状态)患儿的转运流程和观察要点。

8)掌握儿科发热门诊接诊范围及流行病学调查方法。

9)熟悉儿科发热门诊各区域划分及消毒隔离原则。

10)熟悉儿科发热常见疾病(如疱疹性咽峡炎、上呼吸道感染、腹泻等)的病因、症状、体征、处理原则。

11)熟悉发热患儿的护理评估、病情观察、治疗要点、护理措施。

12)掌握儿童各时期生长发育规律及儿童保健相关知识。

13)掌握儿童免疫程序及疫苗接种相关知识。

14)掌握特殊疾病(如早产、先天性心脏病、癫痫)患儿的疫苗接种原则。

(3)专业技术

1)掌握儿科门诊常用护理操作技术,如留置针穿刺、密闭式静脉输液技术、氧气吸入技术、经鼻/口腔吸痰技术、心电监护技术、儿童雾化吸入技术、儿童非同步电除颤技术、儿童心肺复苏技术等。

2)掌握儿科门诊常用仪器使用方法,如心电图机、心电监护仪、除颤仪、输液泵、负压吸引器等。

3)掌握鼻咽拭子采集标准流程。

4)掌握个人防护物品正确穿脱流程。

5)掌握儿童各时期生长发育指标的正确测量方法。

(4)健康指导

1)掌握儿科常见疾病患儿及家属的健康教育。

2)掌握儿科常见传染性疾病患儿及家属的健康教育。

3)熟悉发热患儿及家属的健康教育。

4)掌握疫苗接种患儿及家属的健康教育。

5)掌握儿童保健患儿及家属的健康教育。

6)掌握对患儿家属进行手卫生及咳嗽礼仪的健康教育。

7)熟悉儿科门诊护士与患儿及家属的沟通技巧。

(二)培训要求

轮转儿科期间,在上级老师的指导下,能够参与并负责儿科各亚专业患儿的护理。护士能够掌握所分管患儿的病情,并能给予正确评估、及时观察、协助治疗、配合医生及上级护士完成抢救。规范提供基础护理、专科护理、心理护理、健康教育等,能够为患儿及家属提供专业规范的护理服务。儿科专科护理技术名称及达标次数见表5-4。

表5-4 儿科专科护理技术名称及达标次数

专科名称	技术名称	达标次数/次
儿科肾脏	动态血压监测	10
	自动化腹膜透析机的使用	5
	持续不卧床腹膜透析操作	5
	更换腹膜透析外接短管操作	1
	腹膜透析导管外出口换药	5
	血液透析机的使用	1

续表

专科名称	技术名称	达标次数/次
儿科肾脏	血浆置换操作技术	1
	床旁血滤机的使用	1
	血液透析中心静脉管路连接	1
	血液透析中心静脉管路换药	1
儿科血液	动态血压的监测	2
	化疗药物安全配制	10
	化疗药物外溢处理	2
	口腔黏膜炎护理技术	5
	输液港的使用及维护	5
儿科神经	脑电图检查	6
	小儿约束法	2
儿科呼吸	儿童雾化吸入技术	20
	经鼻/口腔吸痰技术	3
儿科心血管	全导联心电图检查	10
	动态心电图的监测	5
	动态血压的监测	5
	直立试验	10
小儿外科	儿童伤口包扎	2
	儿童伤口换药	2
	儿童外科术引流管的护理	10

专科名称	技术名称	达标次数/次
儿童癫痫外科	各种引流管的维护	3
	脑电图检查	3
	小儿约束法	3
	心电图检查	5
	中心静脉导管维护	3
儿童危重症	儿童动脉血气分析技术	5
	有创呼吸机雾化吸入	5
	密闭式吸痰技术	5
	连续性肠内营养泵入技术	1
	儿童单人心肺复苏技术	1
	儿童非同步电除颤技术	1
	儿童改良式有创动脉血压监测	2
新生儿	新生儿沐浴技术	20
	新生儿抚触技术	20
	新生儿脐部护理技术	20
	新生儿眼部用药护理技术	10
	新生儿暖箱的使用技术	20
	新生儿光照疗法技术	20
	新生儿经皮测胆红素技术	20
	新生儿胃管留置技术	5
	新生儿管饲喂养技术	5
	新生儿动脉血气分析技术	20
	新生儿复苏技术	10

专科名称	技术名称	达标次数/次
新生儿危重症	新生儿胃管留置技术	10
	新生儿管饲喂养技术	10
	新生儿肺表面活性物质气管内给药	2
	口腔运动干预操作技术	6
	袋鼠式护理操作技术	1
	新生儿造瘘口护理技术	1
	有创动脉血压监测技术	1
儿科门诊	儿童雾化吸入技术	10
	全导联心电图检查	1
	经鼻/口腔吸痰技术	1

五、五官科和皮肤科

(一)培训内容

五官科

1. 眼科

(1)相关知识:熟悉科室情况、规章制度、岗位职责、工作流程、应急预案等。

(2)专业知识

1)掌握眼科常见疾病(如年龄相关性白内障、急性闭角型青光眼、糖尿病视网膜病变等)的病因、临床症状、体征、处理原则。

2)掌握眼科常见疾病的护理评估、病情观察、治疗要点、围手术期护理措施、手术后并发症观察与处理、出院指导。

3)掌握眼科患者术前、术后的护理要点。

4)熟悉眼科常用药物(如降眼压药物、各类型滴眼剂如散瞳剂、缩瞳剂等)相关知识。

5)熟悉眼科常用化验检查(如血常规、血生化、凝血四项等)结果的临床意义。

6)熟悉眼科常见急危重症患者的急救配合要点。

(3)专业技术:掌握眼科常用护理技术,如泪道冲洗、滴眼药等操作技术。

(4)健康指导:掌握眼科常见疾病的健康教育。

2. 耳鼻咽喉头颈外科

(1)相关知识:熟悉科室情况、规章制度、岗位职责、工作流程、应急预案等。

(2)专业知识

1)掌握耳鼻咽喉头颈外科常见疾病(如声带息肉、扁桃体肥大、腺样体增生、中耳炎、慢性鼻窦炎、喉癌等)的病因、临床症状、体征、处理原则。

2)掌握耳鼻咽喉头颈外科常见疾病的护理评估、病情观察、治疗要点、围手术期护理措施、手术后并发症观察与处理、出院指导。

3)掌握耳鼻咽喉头颈外科患者术前、术后的护理要点。

4)熟悉耳鼻咽喉头颈外科常用药物(巴曲酶注射液、银杏叶提取物注射液、依达拉奉注射液、注射用鼠神经生长因子注射液等)相关知识。

5)熟悉耳鼻咽喉头颈外科常用化验检查(如血常规、血生化、凝血四项等)结果的临床意义。

6)熟悉耳鼻咽喉头颈外科常见急危重症患者(喉梗阻、颈深筋膜感染)的急救配合要点。

(3)专业技术:掌握鼻腔冲洗、鼻腔滴药、耳部及鼻部备皮、气管切开护理等技术。

(4)健康指导:掌握耳鼻咽喉头颈外科常见疾病的健康教育。

皮肤科

(1)相关知识:熟悉科室情况、规章制度、岗位职责、工作流程、应急预案等。

（2）专业知识

1）掌握皮肤科常见疾病（如湿疹、天疱疮、银屑病、皮肤恶性肿瘤等）的病因、临床症状、体征、处理原则。

2）掌握皮肤科常见疾病的护理评估、病情观察、治疗要点、护理措施。

3）掌握皮肤科恶性肿瘤患者术前、术后的护理要点。

4）熟悉皮肤科常用药物（如激素类药物、免疫抑制剂、抗组胺药等）相关知识。

5）熟悉皮肤科常用化验检查（如血常规、血生化、凝血、血沉等）结果的临床意义。

6）熟悉皮肤科常见急危重症患者的急救配合要点。

（3）专业技术：掌握天疱病清创、皮肤给药、浸浴疗法、冷湿敷等技术。

（4）健康指导：掌握皮肤科常见疾病的健康教育。

（二）培训要求

每个科室轮转期间，在带教老师的指导下，新入职护士全程管理（从患者入院到出院）本专科常见疾病一级护理 1 名和二级护理的患者 5 名。护士能够掌握所管患者的病情，并能给予正确评估、及时观察、协助治疗、心理护理、健康教育等，能够为患者提供专业规范的护理服务。五官科、皮肤科专科护理技术操作项目及达标次数见表 5-5。

表 5-5　五官科、皮肤科专科护理技术操作项目及达标次数

专科名称		技术名称	达标次数／次
五官科	眼科	滴眼药水／涂眼药膏技术	10
		泪道冲洗术	10
	耳鼻咽喉头颈外科	鼻腔冲洗	10
		鼻腔滴药	10
		耳部备皮	10
		鼻部备皮	10
		气管切开护理	10

续表

专科名称	技术名称	达标次数/次
皮肤科	浸浴疗法	5
	冷湿敷法	5
	天疱病清创法	5
	皮肤给药	5

六、急诊科

（一）培训内容

1. **相关知识** 熟悉科室情况、规章制度、岗位职责、工作流程、应急预案等。

2. **专业知识**

（1）掌握急诊科常见疾病的病因、症状、体征、处理原则。

（2）掌握急诊科常见疾病的护理评估、病情观察、治疗要点、护理措施。

（3）掌握检验危急值、危重患者转运流程和观察要点。

（4）熟悉急诊科常用药物（如止血药物、血管活性药物、抗菌药物、急救药物、镇静镇痛药物等）的相关知识。

（5）熟悉急诊科常用化验检查（如血常规、血生化、血气分析、凝血功能等）结果的临床意义。

（6）熟悉急诊科常见急危重症患者的急救流程和配合要点。

（7）了解常见急症的分诊和分诊技巧，根据患者主诉、主要症状和体征，分清疾病的轻重缓急及隶属专科，进行初步诊断，安排救治程序及分配专科就诊。

3. **专业技术**

（1）掌握急诊科常用仪器（如心电监护仪、简易呼吸器、洗胃机）等的使用。

（2）掌握急诊科常用护理操作技术，如除颤技术、心肺复苏技术、洗胃技术、氧疗工具使用、气管插管配合技术等。

4. 健康指导

(1)掌握常见急症患者的健康教育。

(2)掌握急诊患者心理特点和沟通技巧。

(3)了解突发事件和群伤的急诊急救配合、协调和管理。

（二）培训要求

轮转期间,在上级护士指导下,参与并完成急诊患者的急救配合及护理至少10例,为患者提供专业规范的护理服务。急诊科专科护理技术操作项目及达标次数见表5-6。

表 5-6　急诊科专科护理技术操作项目及达标次数

专科名称	技术名称	达标次数 / 次
急诊	抢救医护配合	6
	心肺复苏术	6
	经气管插管吸痰	60
	电除颤	6
	血气分析采集	60
	洗胃技术	6
	中心静脉导管护理	60
	呼吸机管理	20

七、手术室

（一）培训内容

1. 相关知识　熟悉科室情况、规章制度、岗位职责、工作流程、应急预案等。

2. 专业知识

(1)掌握手术室布局与流程,各洁净级别手术间适用手术范围及管理要求。

(2)掌握常见手术患者的术前准备、手术方式、切口位置、麻醉方式及器械配备。

(3)掌握各种常见手术体位的安置原则、常见并发症及注意事项。

(4)掌握手术室常用药物(如麻醉药物、解痉镇痛药物、扩容升压药物、急救药物等)的相关知识。

(5)掌握无菌概念及各种灭菌方法。

(6)掌握特殊感染手术的处理流程。

(7)掌握手术室接送患者流程、急诊手术接待与抢救流程。

(8)掌握中、小手术的器械护士工作,熟悉基础外科手术(开腹手术)配合。

(9)熟悉各类一次性用物,掌握术后敷料器械的回收、清洗、处理流程。

3. 专业技术

(1)掌握手术室基础无菌技术操作,包括外科手消毒、取用无菌物品、穿无菌手术衣、戴无菌手套、协助医生穿手术衣及戴无菌手套、开无菌包、器械台的一次整理与清点、各专科器械台的二次摆台等。

(2)掌握手术皮肤消毒方法和铺巾方法、穿针、带线、敷料打包方法等。

(3)熟悉手术室基础仪器设备(如电刀、无影灯、吸引器、手术床、手术对接床等)的安全操作与维护保养。

4. 健康指导　掌握手术前、手术后访视技巧,与手术患者的沟通技巧。

(二)培训要求

轮转期间,在上级护士指导下,完成手术配合记录6份(普通外科、泌尿外科、胸外科、神经外科、骨科、整形外科)。洗手配合完成基础手术达标次数见表5-7。

表 5-7 洗手配合完成基础手术达标次数

科室名称	洗手配合手术	达标次数 / 次
普通外科	甲状腺手术	10
	乳腺手术	10
	胃肠手术	15
	胆囊手术	10
	肝脏手术	2
	胰腺手术	3
泌尿外科	肾脏手术	15
	输尿管手术	5
	前列腺手术	5
	膀胱手术	5
胸外科	食道手术	5
	肺部手术	10
	纵隔手术	3
神经外科	开颅术（前入路）	5
	开颅术（后入路）	5
	脑室腹腔分流术	2
	经蝶入路手术	2
骨科	四肢手术	2
	腰椎手术	3
	颈椎手术	3
整形外科	清创术	2
	植皮成形术	5

第二节 专业培训记录

一、第一阶段

（一）科室培训记录

序号	日期	培训内容	培训方式	培训教师
1				
2				
3				
4				
5				
6				
7				
8				
9				
10				
11				
12				
13				
14				
15				
16				
17				
18				
19				
20				
21				

续表

序号	日期	培训内容	培训方式	培训教师
22				
23				
24				
25				
26				

说明：培训方式可选填，A课堂讲授、B网络授课、C临床查房、D情景模拟、E操作示教、F案例教学。

（二）科室考核记录

理论知识考核					
评价次数 （1次/3个月）	评价日期	内容	成绩	教师签字	评价方法
1					
2					

临床实践能力考核					
评价次数 （1次/3个月）	评价日期	操作名称	成绩	教师签字	评价方法
1		基础操作：			
		专科操作：			
2		基础操作：			
		专科操作：			

存在问题：

培训期间是否出现考核不及格：□否　　□是（注明不及格的项目）

护士_____于____年__月__日至____年__月__日在本科室轮转期间，评价如下：

科护士长/科室教学负责人审核签字：　　　　　　年　　月　　日

说明：理论成绩>80分、操作成绩>85分合格。理论评价方法可选填，A笔试、B线上；临床实践能力评价方法可选填，A实操、B模拟。

（三）护理单元培训记录

新入职护士基础能力评估表				
项目	评估内容	合格	不合格	须要改进的问题
职业素养	仪表端庄,服装整洁			
	工作态度端正、积极、主动			
业务能力	清楚患者的入院护理流程			
	清楚白班、夜班的工作流程			
	清楚交接班流程及重点			
	清楚查对制度(看实际工作)			
	清楚患者的出院护理流程			
操作技能 (科室可根 据特点调 整)	操作1：			
	操作2：			
	操作3：			
	操作4：CPR			
总体评价				★不合格项须进行复评
护士长签字：		评估日期：	年 月 日	
不合格项目经培训后一周内复评				
项目	评估内容	合格	不合格	须要改进的问题
职业素养	仪表端庄,服装整洁			
	工作态度端正、积极、主动			
业务能力	清楚患者的入院护理流程			
	清楚白班、夜班的工作流程			
	清楚交接班流程及重点			
	清楚查对制度(看实际工作)			
	清楚患者的出院护理流程			
操作技能 (科室可根 据特点调 整)	操作1：			
	操作2：			
	操作3：			
	操作4：CPR			
总体评价				
护士长签字：		复评日期：	年 月 日	
说明:护士长对轮转的新入职护士进行基础能力的评估,并于新入职护士入科2周内完成,根据评估情况,调整带教计划,加强薄弱内容的培训,帮助新入职护士尽快胜任病房工作。				
轮转时间： 年 月 日至 年 月 日 护理单元：				

续表

相关知识			
培训内容	培训日期	教师签字	新入职护士签字
护理单元情况 □病房环境与设施 □人员架构 □收治病种与学科特色 □消防安全(消防通道位置、消防设备使用) □其他 ＿＿＿＿＿＿＿			
规章制度 □护士职业礼仪行为规范 □"零容忍"管理规定 □新毕业(未取得执业证书)护士管理制度 □患者出入院管理制度 □查对制度 □分级护理制度 □腕带使用管理规定 □不良事件上报管理制度 □消毒隔离管理规范 □疼痛评估管理规范 □危急值/临床预警信息管理制度 □病房探视、陪住管理制度			
感染控制 □标准预防 □职业防护 □医疗废物处理			
岗位职责 □责任护士岗位职责 □护理单元各班次岗位职责			

续表

工作流程 □入院护理 □护理交接班 □出院护理 □_____ □_____ □_____			
应急预案 □火警应急预案 □意外停电应急预案 □_____ □_____			
专业知识			
培训内容	培训日期	教师签字	新入职 护士签字
专科常见疾病的病因、症状体征、处理 原则(按科室具体填写) □_____ □_____ □_____ □_____ □_____ □_____ □_____			
专科常见疾病的护理评估、病情观察、 治疗要点、护理措施、手术后并发症观 察与处理、出院指导(按科室具体填写) □_____ □_____ □_____ □_____ □_____ □_____ □_____			

疾病专科诊查技术、治疗技术前后的护理要点（按科室具体填写）			
□＿＿＿＿＿＿＿＿＿＿＿＿＿＿			
□＿＿＿＿＿＿＿＿＿＿＿＿＿＿			
□＿＿＿＿＿＿＿＿＿＿＿＿＿＿			
□＿＿＿＿＿＿＿＿＿＿＿＿＿＿			
□＿＿＿＿＿＿＿＿＿＿＿＿＿＿			
常用药物相关知识（药物名称、作用、用法、不良反应、副作用、注意事项等）			
□＿＿＿＿＿＿＿＿＿＿＿＿＿＿			
□＿＿＿＿＿＿＿＿＿＿＿＿＿＿			
□＿＿＿＿＿＿＿＿＿＿＿＿＿＿			
□＿＿＿＿＿＿＿＿＿＿＿＿＿＿			
□＿＿＿＿＿＿＿＿＿＿＿＿＿＿			
□＿＿＿＿＿＿＿＿＿＿＿＿＿＿			
常用化验检查结果的临床意义（按科室具体填写）			
□＿＿＿＿＿＿＿＿＿＿＿＿＿＿			
□＿＿＿＿＿＿＿＿＿＿＿＿＿＿			
□＿＿＿＿＿＿＿＿＿＿＿＿＿＿			
□＿＿＿＿＿＿＿＿＿＿＿＿＿＿			
□＿＿＿＿＿＿＿＿＿＿＿＿＿＿			
□＿＿＿＿＿＿＿＿＿＿＿＿＿＿			
常见急危重症患者的急救配合要点（按科室具体填写）			
□＿＿＿＿＿＿＿＿＿＿＿＿＿＿			
□＿＿＿＿＿＿＿＿＿＿＿＿＿＿			
□＿＿＿＿＿＿＿＿＿＿＿＿＿＿			
□＿＿＿＿＿＿＿＿＿＿＿＿＿＿			
□＿＿＿＿＿＿＿＿＿＿＿＿＿＿			
□＿＿＿＿＿＿＿＿＿＿＿＿＿＿			

续表

护理技术			
培训内容	培训日期	教师签字	新入职护士签字
常用基础护理操作技术(在带教老师指导下完成) □无菌技术 □心肺复苏术(CPR) □生命体征测量技术 □密闭式静脉输液技术 □密闭式静脉输血技术 □静脉采血技术 □口服给药法 □肌内、皮内、皮下注射法 □氧气吸入技术 □口腔护理技术 □快速血糖监测技术 □_____ □_____ □_____			
常用专科护理操作技术(在带教老师指导下完成)(按科室具体填写) □_____ □_____ □_____ □_____ □_____ □_____ □_____ □_____ □_____ □_____			

续表

健康教育			
培训内容	培训日期	教师签字	新入职护士签字
常见疾病患者的健康教育(按科室具体填写) □_____ □_____ □_____ □_____ □_____ □_____			

(四)护理单元考核记录

理论知识考核					
评价次数 (1次/1个月)	评价日期	内容	成绩	教师签字	评价方法
1					
2					
3					
4					
5					
6					
临床实践能力考核					
评价次数 (1次/1个月)	评价日期	操作名称	成绩	教师签字	评价方法
1		基础操作:			
		专科操作:			
2		基础操作:			
		专科操作:			
3		基础操作:			
		专科操作:			

续表

4		基础操作:		
		专科操作:		
5		基础操作:		
		专科操作:		
6		基础操作:		
		专科操作:		

说明:理论成绩>80分、操作成绩>85分合格。理论评价方法可选填,A笔试、B线上;临床实践能力评价方法可选填,A实操、B模拟。

(五) 转科小结

个人总结(在本科室轮转期间完成培训的情况、收获及存在问题)

新入职护士签字: 总结日期: 年 月 日

带教老师评语(包括工作态度、理论知识水平、临床实践能力)

带教老师签字: 评价日期: 年 月 日

出科前评价　　　评价日期：　　　年　　月　　日

项目	评价内容	评价方法	评分等级					备注
			I	II	III	IV	V	
个人素养评价50分	仪表规范,诚实守纪,具有慎独精神	不定期进行抽查,根据抽查结果及日常工作表现进行综合评定	10	8	6	4	2	
	态度端正,尊重医护同事,患者及家属		10	8	6	4	2	
	团结协作,积极参加各项活动		10	8	6	4	2	
	具有责任心,服从安排,以集体利益为重		10	8	6	4	2	
	具有进取心,能虚心接受批评与建议并加以改进		10	8	6	4	2	
专业发展评价50分	按规定参加新入职护士规范化培训	查看培训记录及考勤记录	10	8	6	4	2	
	主动学习专业领域新知识新技能	查看继续教育培训记录	10	8	6	4	2	
	把握个人及专业发展的学习机会以提升个人能力		10	8	6	4	2	
	具有评判性思维,善于发现临床护理中的问题	结合日常表现进行评定	10	8	6	4	2	
	积极参与护理研究项目,提升解决问题的能力		10	8	6	4	2	

项目	评价内容	评价方法	评分等级					备注
			I	II	III	IV	V	
整体护理评价100分	系统地评估入院患者并收集资料,正确填写各种入院评估量表	现场查看责任患者的各种入院评估量表的填写是否完整正确	10	8	6	4	2	
	能为患者进行详细、全面的入院介绍	现场查看	10	8	6	4	2	
	了解患者一般情况(主要诊断、既往史、过敏史、护理级别),阳性体征和辅助检查,主要治疗要点和用药情况	随机抽取1位患者的病历,现场查看对该患者病情掌握情况	10	8	6	4	2	
	能根据患者的疾病制订针对性的整体护理计划,结合整体护理计划,评估患者护理重点并确认优先顺序		10	8	6	4	2	
	能根据评估的重点准确合理地落实相关护理措施	现场查看1位患者护理措施落实情况	10	8	6	4	2	
	能正确及时地执行医嘱	现场查看是否正确及时地执行医嘱	10	8	6	4	2	

续表

项目	评价内容	评价方法	评分等级					备注
			I	II	III	IV	V	
整体护理评价100分	准确、简明、完整地完成护理记录	现场查看1份护理记录	10	8	6	4	2	
	能够与患者进行有效沟通，给予患者护理健康指导	针对1位患者现场询问健康指导要点	10	8	6	4	2	
	基础护理落实到位	现场查看1位负责患者的基础护理情况	10	8	6	4	2	
	能介绍出院后疾病相关注意事项（康复指导和随访信息）	现场查看	10	8	6	4	2	

总评：个人素养_____分；专业发展_____分；整体护理_____分。

护士签字： 年 月 日 护士长签字： 年 月 日

综合评价

说明：个人素养>40分，专业发展>40分，整体护理>80分合格。

二、第二阶段

（一）科室培训记录

序号	日期	培训内容	培训方式	培训教师
1				
2				
3				
4				
5				
6				
7				
8				
9				
10				
11				
12				
13				
14				
15				
16				
17				
18				
19				
20				
21				
22				
23				
24				
25				
26				

说明：培训方式可选填，A 课堂讲授、B 网络授课、C 临床查房、D 情景模拟、E 操作示教、F 案例教学。

（二）科室考核记录

理论知识考核					
评价次数 （1次/3个月）	评价日期	内容	成绩	教师签字	评价方法
1					
2					
临床实践能力考核					
评价次数 （1次/3个月）	评价日期	操作名称	成绩	教师签字	评价方法
1		基础操作：			
		专科操作：			
2		基础操作：			
		专科操作：			

存在问题：

培训期间是否出现考核不及格：□否　□是(注明不及格的项目)

护士_____于____年__月__日至____年__月__日在本科室轮转期间，评价如下：

科护士长/科室教学负责人审核签字：　　　年　　月　　日

说明：理论成绩>80分、操作成绩>85分合格。理论评价方法可选填，A笔试、B线上；临床实践能力评价方法可选填，A实操、B模拟。

（三）护理单元培训记录

新入职护士基础能力评估表				
项目	评估内容	合格	不合格	须要改进的问题
职业素养	仪表端庄,服装整洁			
	工作态度端正、积极、主动			
业务能力	清楚患者的入院护理流程			
	清楚白班、夜班的工作流程			
	清楚交接班流程及重点			
	清楚查对制度(看实际工作)			
	清楚患者的出院护理流程			
操作技能(科室可根据特点调整)	操作1:			
	操作2:			
	操作3:			
	操作4:CPR			
	总体评价			★不合格项须进行复评
护士长签字:		评估日期:		年　月　日

不合格项目经培训后一周内复评				
项目	评估内容	合格	不合格	须要改进的问题
职业素养	仪表端庄,服装整洁			
	工作态度端正、积极、主动			
业务能力	清楚患者的入院护理流程			
	清楚白班、夜班的工作流程			
	清楚交接班流程及重点			
	清楚查对制度(看实际工作)			
	清楚患者的出院护理流程			
操作技能(科室可根据特点调整)	操作1:			
	操作2:			
	操作3:			
	操作4:CPR			
	总体评价			
护士长签字:		复评日期:		年　月　日

说明:护士长对轮转的新入职护士进行基础能力的评估,并于新入职护士入科2周内完成,根据评估情况,调整带教计划,加强薄弱内容的培训,帮助新入职护士尽快胜任病房工作。

轮转时间:　　年　月　日至　　年　月　日　护理单元:

续表

相关知识			
培训内容	培训日期	教师签字	新入职护士签字
护理单元情况 □病房环境与设施 □人员架构 □收治病种与学科特色 □消防安全(消防通道位置、消防设备使用) □其他 _____			
规章制度 □"零容忍"管理规定 □查对制度 □交接班制度 □护理文件书写管理制度 □不良事件上报管理制度 □消毒隔离管理规范 □用药安全专项管理规范 □急救车管理制度 □仪器设备使用及管理			
感染控制 □病房环境清洁消毒方法及频次 □病房常用物品消毒及处理 □传染性疾病的上报与防护措施 □其他 _____			
岗位职责 □责任护士岗位职责 □护理单元各班次岗位职责			

续表

工作流程 □医嘱处理 □护理交接班 □延续护理 □_____ □_____			
应急预案 □静脉输血反应应急预案 □静脉输液反应应急预案 □血标本采集错误应急预案 □_____ □_____			
专业知识			
培训内容	培训日期	教师签字	新入职 护士签字
专科常见疾病的病因、症状体征、处理 原则(按科室具体填写) □_____ □_____ □_____ □_____ □_____ □_____ □_____ □_____			
专科常见疾病的护理评估、病情观察、 治疗要点、护理措施、手术后并发症观 察与处理、出院指导(按科室具体填写) □_____ □_____ □_____ □_____ □_____ □_____ □_____ □_____			

疾病专科诊查技术、治疗技术前后的护理要点(按科室具体填写) □_____ □_____ □_____ □_____ □_____			
常用药物相关知识(药物名称、作用、用法、不良反应、副作用、注意事项等) □_____ □_____ □_____ □_____ □_____ □_____			
常用化验检查结果的临床意义(按科室具体填写) □_____ □_____ □_____ □_____ □_____ □_____			
常见急危重症患者的急救配合要点(按科室具体填写) □_____ □_____ □_____ □_____ □_____ □_____			

续表

护理技术			
培训内容	培训日期	教师签字	新入职护士签字
基础护理操作技术(在带教老师指导下完成) □真空静脉采血技术 □密闭式静脉输液技术 □密闭式静脉输血技术 □口服给药 □输液泵的使用 □心电监护技术 □＿＿＿＿＿＿＿＿ □＿＿＿＿＿＿＿＿ □＿＿＿＿＿＿＿＿			
常用专科护理操作技术(在带教老师指导下完成)(按科室具体填写) □＿＿＿＿＿＿＿＿ □＿＿＿＿＿＿＿＿ □＿＿＿＿＿＿＿＿ □＿＿＿＿＿＿＿＿ □＿＿＿＿＿＿＿＿ □＿＿＿＿＿＿＿＿ □＿＿＿＿＿＿＿＿ □＿＿＿＿＿＿＿＿ □＿＿＿＿＿＿＿＿			
健康教育			
培训内容	培训日期	教师签字	新入职护士签字
常见疾病患者的健康教育(按科室具体填写) □＿＿＿＿＿＿＿＿ □＿＿＿＿＿＿＿＿ □＿＿＿＿＿＿＿＿ □＿＿＿＿＿＿＿＿ □＿＿＿＿＿＿＿＿ □＿＿＿＿＿＿＿＿			

（四）护理单元考核记录

理论知识考核					
评价次数 （1次/1个月）	评价日期	内容	成绩	教师 签字	评价 方法
1					
2					
3					
4					
5					
6					
临床实践能力考核					
评价次数 （1次/1个月）	评价日期	操作名称	成绩	教师 签字	评价 方法
1		基础操作：			
		专科操作：			
2		基础操作：			
		专科操作：			
3		基础操作：			
		专科操作：			
4		基础操作：			
		专科操作：			
5		基础操作：			
		专科操作：			
6		基础操作：			
		专科操作：			
说明：理论成绩>80分、操作成绩>85分合格。理论评价方法可选填，A笔试、B线上；临床实践能力评价方法可选填，A实操、B模拟。					

（五）转科小结

个人总结（在本科室轮转期间完成培训的情况、收获及存在问题）

新入职护士签字： 总结日期： 年 月 日

带教老师评语（包括工作态度、理论知识水平、临床实践能力）

带教老师签字： 评价日期： 年 月 日

出科前评价 评价日期: 年 月 日

项目	评价内容	评价方法	评分等级					备注
			I	II	III	IV	V	
个人素养评价50分	仪表规范、诚实守纪,具有慎独精神	不定期进行抽查,根据抽查结果及日常工作表现进行综合评定	10	8	6	4	2	
	态度端正,尊重医护同事、患者及家属		10	8	6	4	2	
	团结协作,积极参加各项活动		10	8	6	4	2	
	具有责任心,服从安排,以集体利益为重		10	8	6	4	2	
	具有进取心,能虚心接受批评与建议并加以改进		10	8	6	4	2	
专业发展评价50分	按规定参加新入职护士规范化培训	查看培训记录及考勤记录	10	8	6	4	2	
	主动学习专业领域新知识新技能	查看继续教育培训记录	10	8	6	4	2	
	把握个人及专业发展的学习机会以提升个人能力	结合日常表现进行评定	10	8	6	4	2	
	具有评判性思维,善于发现临床护理中的问题		10	8	6	4	2	
	积极参与护理研究项目,提升解决问题的能力		10	8	6	4	2	

续表

项目	评价内容	评价方法	评分等级					备注
			I	II	III	IV	V	
整体护理评价 100分	系统地评估入院患者并收集资料,正确填写各评估量表	现场查看负责患者的各种入院评估量表的填写是否完整正确	10	8	6	4	2	
	能为患者进行详细、全面的入院介绍	现场查看	10	8	6	4	2	
	了解患者一般情况(主要诊断、既往史、过敏史、护理级别,阳性体征和辅助检查,主要治疗要点和用药情况	随机抽取 1 位患者的病历,现场查看对该患者病情掌握情况	10	8	6	4	2	
	能根据患者的疾病制订针对性的整体护理计划,结合整体护理计划,评估患者护理重点并确认优先顺序		10	8	6	4	2	
	能根据评估的重点准确合理地落实相关护理措施	现场查看 1 位患者护理措施落实情况	10	8	6	4	2	
	能正确及时地执行医嘱	现场查看是否正确及时地执行医嘱	10	8	6	4	2	
	准确、简明、完整地完成护理记录	现场查看 1 份护理记录	10	8	6	4	2	

续表

项目	评价内容	评价方法	评分等级					备注
			Ⅰ	Ⅱ	Ⅲ	Ⅳ	Ⅴ	
	能够与患者进行有效沟通,给予患者护理健康指导	针对1位患者现场询问健康指导要点	10	8	6	4	2	
	基础护理落实到位	现场查看1位负责患者的基础护理情况	10	8	6	4	2	
	能介绍出院后疾病相关注意事项(康复指导和随访信息)	现场查看	10	8	6	4	2	
综合评价	总评:个人素养_____分;专业发展_____分;整体护理_____分。							
	护士签字: 年 月 日 护士长签字: 年 月 日							
	说明:个人素养>40分、专业发展>40分、整体护理>80分合格。							

三、第三阶段

（一）科室培训记录

序号	日期	培训内容	培训方式	培训教师
1				
2				
3				
4				
5				
6				
7				
8				
9				
10				
11				
12				
13				
14				
15				
16				
17				
18				
19				
20				
21				
22				
23				
24				
25				
26				

说明：培训方式可选填，A 课堂讲授、B 网络授课、C 临床查房、D 情景模拟、E 操作示教、F 案例教学。

（二）科室考核记录

理论知识考核					
评价次数 （1次/3个月）	评价日期	内容	成绩	教师签字	评价方法
1					
2					

临床实践能力考核					
评价次数 （1次/3个月）	评价日期	操作名称	成绩	教师签字	评价方法
1		基础操作：			
		专科操作：			
2		基础操作：			
		专科操作：			

存在问题：

培训期间是否出现考核不及格：□否　□是(注明不及格的项目)

护士＿＿＿＿＿＿于＿＿年＿月＿日至＿＿＿＿＿年＿月＿日在本科室轮转期间,评价如下：

科护士长/科室教学负责人审核签字：　　　年　　　月　　　日

说明：理论成绩＞80分、操作成绩＞85分合格。理论评价方法可选填,A笔试、B线上；临床实践能力评价方法可选填,A实操、B模拟。

（三）护理单元培训记录

新入职护士基础能力评估表				
项目	评估内容	合格	不合格	须要改进的问题
职业素养	仪表端庄，服装整洁			
	工作态度端正、积极、主动			
业务能力	清楚患者的入院护理流程			
	清楚白班、夜班的工作流程			
	清楚交接班流程及重点			
	清楚查对制度（看实际工作）			
	清楚患者的出院护理流程			
操作技能（科室可根据特点调整）	操作1：			
	操作2：			
	操作3：			
	操作4：CPR			
总体评价				★不合格项须进行复评
护士长签字：	评估日期：　　年　　月　　日			
不合格项目经培训后一周内复评				
项目	评估内容	合格	不合格	须要改进的问题
职业素养	仪表端庄，服装整洁			
	工作态度端正、积极、主动			
业务能力	清楚患者的入院护理流程			
	清楚白班、夜班的工作流程			
	清楚交接班流程及重点			
	清楚查对制度（看实际工作）			
	清楚患者的出院护理流程			
操作技能（科室可根据特点调整）	操作1：			
	操作2：			
	操作3：			
	操作4：CPR			
总体评价				
护士长签字：	复评日期：　　年　　月　　日			
说明：护士长对轮转的新入职护士进行基础能力的评估，并于新入职护士入科2周内完成，根据评估情况，调整带教计划，加强薄弱内容的培训，帮助新入职护士尽快胜任病房工作。				
轮转时间：　　年　　月　　日至　　年　　月　　日　护理单元：				

续表

相关知识			
培训内容	培训日期	教师签字	新入职护士签字
护理单元情况 □病房环境与设施 □人员架构 □收治病种与学科特色 □消防安全(消防通道位置、消防设备使用) □其他_____			
规章制度 □"零容忍"管理规定 □查对制度 □不良事件上报管理制度 □危重患者管理			
感染控制 □多重耐药菌感染 □其他_____			
岗位职责 □责任护士岗位职责 □护理单元各班次岗位职责			
工作流程 □病房常见各种检查、会诊申请的处理 □护理交接班 □转交接 □_____ □_____			
应急预案 □患者猝死的应急预案 □患者意外事件的应急预案 □_____ □_____			

专业知识			
培训内容	培训日期	教师签字	新入职护士签字
专科常见疾病的病因、症状体征、处理原则(按科室具体填写) ☐_____ ☐_____ ☐_____ ☐_____ ☐_____ ☐_____ ☐_____ ☐_____			
专科常见疾病的护理评估、病情观察、治疗要点、护理措施、手术后并发症观察与处理、出院指导(按科室具体填写) ☐_____ ☐_____ ☐_____ ☐_____ ☐_____ ☐_____ ☐_____ ☐_____			
疾病专科诊查技术、治疗技术前后的护理要点(按科室具体填写) ☐_____ ☐_____ ☐_____ ☐_____ ☐_____			

续表

常用药物相关知识(药物名称、作用、用法、不良反应、副作用、注意事项等)			
□＿＿＿＿＿＿＿＿＿＿＿＿			
□＿＿＿＿＿＿＿＿＿＿＿＿			
□＿＿＿＿＿＿＿＿＿＿＿＿			
□＿＿＿＿＿＿＿＿＿＿＿＿			
□＿＿＿＿＿＿＿＿＿＿＿＿			
□＿＿＿＿＿＿＿＿＿＿＿＿			
常用化验检查结果的临床意义(按科室具体填写)			
□＿＿＿＿＿＿＿＿＿＿＿＿			
□＿＿＿＿＿＿＿＿＿＿＿＿			
□＿＿＿＿＿＿＿＿＿＿＿＿			
□＿＿＿＿＿＿＿＿＿＿＿＿			
□＿＿＿＿＿＿＿＿＿＿＿＿			
□＿＿＿＿＿＿＿＿＿＿＿＿			
常见急危重症患者的急救配合要点(按科室具体填写)			
□＿＿＿＿＿＿＿＿＿＿＿＿			
□＿＿＿＿＿＿＿＿＿＿＿＿			
□＿＿＿＿＿＿＿＿＿＿＿＿			
□＿＿＿＿＿＿＿＿＿＿＿＿			
□＿＿＿＿＿＿＿＿＿＿＿＿			
□＿＿＿＿＿＿＿＿＿＿＿＿			
护理技术			
培训内容	培训日期	教师签字	新入职护士签字
独立完成基础护理操作技术 □无菌技术 □心肺复苏术(CPR) □生命体征测量技术 □密闭式静脉输液技术 □密闭式静脉输血技术			

续表

□静脉采血技术 □口服给药法 □肌内、皮内、皮下注射法 □氧气吸入技术 □口腔护理技术 □快速血糖监测技术 □输液泵的使用 □心电监护技术 □＿＿＿＿＿＿＿＿＿＿＿＿ □＿＿＿＿＿＿＿＿＿＿＿＿			
独立完成常用专科护理操作技术(按科室具体填写) □＿＿＿＿＿＿＿＿＿＿＿＿ □＿＿＿＿＿＿＿＿＿＿＿＿ □＿＿＿＿＿＿＿＿＿＿＿＿ □＿＿＿＿＿＿＿＿＿＿＿＿ □＿＿＿＿＿＿＿＿＿＿＿＿ □＿＿＿＿＿＿＿＿＿＿＿＿ □＿＿＿＿＿＿＿＿＿＿＿＿			
健康教育			
培训内容	培训日期	教师签字	新入职护士签字
常见疾病患者的健康教育(按科室具体填写) □＿＿＿＿＿＿＿＿＿＿＿＿ □＿＿＿＿＿＿＿＿＿＿＿＿ □＿＿＿＿＿＿＿＿＿＿＿＿ □＿＿＿＿＿＿＿＿＿＿＿＿ □＿＿＿＿＿＿＿＿＿＿＿＿			

（四）护理单元考核记录

理论知识考核					
评价次数 （1次/1个月）	评价日期	内容	成绩	教师 签字	评价 方法
1					
2					
3					
4					
5					
6					
临床实践能力考核					
评价次数 （1次/1个月）	评价日期	操作名称	成绩	教师 签字	评价 方法
1		基础操作：			
		专科操作：			
2		基础操作：			
		专科操作：			
3		基础操作：			
		专科操作：			
4		基础操作：			
		专科操作：			
5		基础操作：			
		专科操作：			
6		基础操作：			
		专科操作：			
说明：理论成绩>80分、操作成绩>85分合格。理论评价方法可选填，A笔试、B线上；临床实践能力评价方法可选填，A实操、B模拟。					

（五）转科小结

个人总结（在本科室轮转期间完成培训的情况、收获及存在问题）

新入职护士签字：　　　　　　　　　总结日期：　　年　　月　　日

带教老师评语（包括工作态度、理论知识水平、临床实践能力）

带教老师签字：　　　　　　　　　评价日期：　　年　　月　　日

出科前评价　　评价日期：　　年　　月　　日

项目	评价内容	评价方法	评分等级					备注
			I	II	III	IV	V	
个人素养评价50分	仪表规范、诚实守纪，具有慎独精神	不定期进行抽查，根据抽查结果及日常工作表现进行综合评定	10	8	6	4	2	
	态度端正，尊重医护同事、患者及家属		10	8	6	4	2	
	团结协作，积极参加各项活动		10	8	6	4	2	
	具有责任心、服从安排，以集体利益为重		10	8	6	4	2	
	具有进取心，能虚心接受批评与建议并加以改进		10	8	6	4	2	
专业发展评价50分	按规定参加新入职护士规范化培训	查看培训记录及考勤记录	10	8	6	4	2	
	主动学习专业领域新知识新技能	查看继续教育培训记录	10	8	6	4	2	
	把握个人及专业发展的学习机会以提升个人能力	结合日常表现进行评定	10	8	6	4	2	
	具有评判性思维，善于发现临床护理中的问题		10	8	6	4	2	
	积极参与护理研究项目，提升解决问题的能力		10	8	6	4	2	

续表

项目	评价内容	评价方法	评分等级					备注
			I	II	III	IV	V	
整体护理评价 100 分	系统地评估入院者并收集资料,正确填写各评估量表	现场查看负责患者的各种入院评估量表的填写是否完整正确	10	8	6	4	2	
	能为患者进行详细、全面的入院介绍	现场查看	10	8	6	4	2	
	了解患者一般情况(主要诊断、既往史、过敏史、护理级别,阳性体征和辅助检查,主要治疗要点和用药情况	随机抽取 1 位患者的病历,现场查看者对该患者病情掌握情况	10	8	6	4	2	
	能根据患者的疾病制订针对性的整体护理计划,结合整体护理计划,评估患者护理重点并确认优先顺序	现场查看	10	8	6	4	2	
	能根据评估的重点准确合理地落实相关护理措施	现场查看 1 位患者护理措施落实情况	10	8	6	4	2	
	能正确及时地执行医嘱	现场查看是否正确及时地执行医嘱	10	8	6	4	2	
	准确、简明、完整地完成护理记录	现场查看 1 份护理记录	10	8	6	4	2	

项目	评价内容	评价方法	评分等级					备注
			I	II	III	IV	V	
整体护理评价100分	能够与患者进行有效沟通，给予患者护理健康指导	针对1位患者现场询问健康指导要点	10	8	6	4	2	
	基础护理落实到位	现场查看1位负责患者的基础护理情况	10	8	6	4	2	
	能介绍出院后疾病相关注意事项（康复指导和随访信息）	现场查看	10	8	6	4	2	

总评：个人素养＿＿＿＿分；专业发展＿＿＿＿分；整体护理＿＿＿＿分。

综合评价

护士签字：　　　　　年　　月　　日　　　　护士长签字：　　　　　年　　月　　日

说明：个人素养>40分，专业发展>40分，整体护理>80分合格。

107

四、第四阶段

（一）科室培训记录

序号	日期	培训内容	培训方式	培训教师
1				
2				
3				
4				
5				
6				
7				
8				
9				
10				
11				
12				
13				
14				
15				
16				
17				
18				
19				
20				
21				
22				
23				
24				
25				
26				
说明：培训方式可选填，A 课堂讲授、B 网络授课、C 临床查房、D 情景模拟、E 操作示教、F 案例教学。				

（二）科室考核记录

理论知识考核					
评价次数 （1次/3个月）	评价日期	内容	成绩	教师签字	评价方法
1					
2					

临床实践能力考核					
评价次数 （1次/3个月）	评价日期	操作名称	成绩	教师签字	评价方法
1		基础操作：			
		专科操作：			
2		基础操作：			
		专科操作：			

存在问题：

培训期间是否出现考核不及格：□否　□是（注明不及格的项目）

护士＿＿＿＿＿于＿＿年＿月＿日至＿＿＿年＿月＿日在本科室轮转期间，评价如下：

科护士长/科室教学负责人审核签字：　　　年　　　月　　　日

说明：理论成绩>80分、操作成绩>85分合格。理论评价方法可选填，A笔试、B线上；临床实践能力评价方法可选填，A实操、B模拟。

（三）护理单元培训记录

新入职护士基础能力评估表				
项目	评估内容	合格	不合格	须要改进的问题
职业素养	仪表端庄，服装整洁			
	工作态度端正、积极、主动			
业务能力	清楚患者的入院护理流程			
	清楚白班、夜班的工作流程			
	清楚交接班流程及重点			
	清楚查对制度(看实际工作)			
	清楚患者的出院护理流程			
操作技能 (科室可根据特点调整)	操作1:			
	操作2:			
	操作3:			
	操作4:CPR			
总体评价				★不合格项须进行复评
护士长签字：		评估日期：	年 月 日	

不合格项目经培训后一周内复评				
项目	评估内容	合格	不合格	须要改进的问题
职业素养	仪表端庄，服装整洁			
	工作态度端正、积极、主动			
业务能力	清楚患者的入院护理流程			
	清楚白班、夜班的工作流程			
	清楚交接班流程及重点			
	清楚查对制度(看实际工作)			
	清楚患者的出院护理流程			
操作技能 (科室可根据特点调整)	操作1:			
	操作2:			
	操作3:			
	操作4:CPR			
总体评价				
护士长签字：		复评日期：	年 月 日	
说明:护士长对轮转的新入职护士进行基础能力的评估，并于新入职护士入科2周内完成，根据评估情况，调整带教计划，加强薄弱内容的培训，帮助新入职护士尽快胜任病房工作。				
轮转时间： 年 月 日至 年 月 日 护理单元：				

续表

相关知识			
培训内容	培训日期	教师签字	新入职护士签字
护理单元情况 □病房环境与设施 □人员架构 □收治病种与学科特色 □消防安全(消防通道位置、消防设备使用) □其他＿＿＿＿＿＿＿＿			
规章制度 □"零容忍"管理规定 □查对制度 □不良事件上报管理制度 □危重患者管理			
感染控制 □各种途径传染性疾病的防护			
岗位职责 □责任护士岗位职责 □护理单元各班次岗位职责			
工作流程 □护理交接班 □转交接护理 □延续护理 □＿＿＿＿＿＿＿＿ □＿＿＿＿＿＿＿＿			
应急预案 □管道氧供应意外中断应急预案 □突发意外事件预案(火灾、意外停电、停水、泛水、失窃、自杀、走失、遭遇伤医、地震等) □＿＿＿＿＿＿＿＿ □＿＿＿＿＿＿＿＿			

续表

专业知识			
培训内容	培训日期	教师签字	新入职护士签字
专科常见疾病的病因、症状体征、处理原则(按科室具体填写) □_____ □_____ □_____ □_____ □_____ □_____ □_____ □_____			
专科常见疾病的护理评估、病情观察、治疗要点、护理措施、手术后并发症观察与处理、出院指导(按科室具体填写) □_____ □_____ □_____ □_____ □_____ □_____ □_____ □_____			
疾病专科诊查技术、治疗技术前后的护理要点(按科室具体填写) □_____ □_____ □_____ □_____ □_____			

续表

常用药物相关知识(药物名称、作用、用法、不良反应、副作用、注意事项等) □＿＿＿＿＿＿＿＿＿＿＿＿ □＿＿＿＿＿＿＿＿＿＿＿＿ □＿＿＿＿＿＿＿＿＿＿＿＿ □＿＿＿＿＿＿＿＿＿＿＿＿ □＿＿＿＿＿＿＿＿＿＿＿＿ □＿＿＿＿＿＿＿＿＿＿＿＿			
常用化验检查结果的临床意义(按科室具体填写) □＿＿＿＿＿＿＿＿＿＿＿＿ □＿＿＿＿＿＿＿＿＿＿＿＿ □＿＿＿＿＿＿＿＿＿＿＿＿ □＿＿＿＿＿＿＿＿＿＿＿＿ □＿＿＿＿＿＿＿＿＿＿＿＿ □＿＿＿＿＿＿＿＿＿＿＿＿			
常见急危重症患者的急救配合要点(按科室具体填写) □＿＿＿＿＿＿＿＿＿＿＿＿ □＿＿＿＿＿＿＿＿＿＿＿＿ □＿＿＿＿＿＿＿＿＿＿＿＿ □＿＿＿＿＿＿＿＿＿＿＿＿ □＿＿＿＿＿＿＿＿＿＿＿＿ □＿＿＿＿＿＿＿＿＿＿＿＿			

护理技术			
培训内容	培训日期	教师签字	新入职护士签字
独立完成基础护理操作技术 □除颤技术 □心肺复苏术(CPR) □生命体征测量技术 □密闭式静脉输液技术 □密闭式静脉输血技术			

续表

培训内容	培训日期	教师签字	新入职护士签字
□静脉采血技术 □口服给药法 □肌内、皮内、皮下注射法 □氧气吸入技术 □口腔护理技术 □快速血糖监测技术 □_____ □_____ □_____			
独立完成常用专科护理操作技术(按科室具体填写) □_____ □_____ □_____ □_____			

健康教育			
培训内容	培训日期	教师签字	新入职护士签字
常见疾病患者的健康教育(按科室具体填写) □_____ □_____ □_____ □_____			

个人提升			
培训内容	培训日期	教师签字	新入职护士签字
□全员参与质量管理:_____ □本科生/研究生完成1次小讲课: □研究生独立承担或参与研究项目:			

（四）护理单元考核记录

理论知识考核					
评价次数 （1 次 /1 个月）	评价日期	内容	成绩	教师签字	评价方法
1					
2					
3					
4					
5					
6					

临床实践能力考核					
评价次数 （1 次 /1 个月）	评价日期	操作名称	成绩	教师签字	评价方法
1		基础操作：			
		专科操作：			
2		基础操作：			
		专科操作：			
3		基础操作：			
		专科操作：			
4		基础操作：			
		专科操作：			
5		基础操作：			
		专科操作：			
6		基础操作：			
		专科操作：			

说明：理论成绩>80 分、操作成绩>85 分合格。理论评价方法可选填，A 笔试、B 线上；临床实践能力评价方法可选填，A 实操、B 模拟。

（五）转科小结

个人总结（在本科室轮转期间完成培训的情况、收获及存在问题）

新入职护士签字： 总结日期： 年 月 日

带教老师评语（包括工作态度、理论知识水平、临床实践能力）

带教老师签字： 评价日期： 年 月 日

出科前评价　评价日期：　　年　　月　　日

项目	评价内容	评价方法	评分等级					备注
			I	II	III	IV	V	
个人素养评价50分	仪表规范、诚实守纪、具有慎独精神	不定期进行抽查，根据抽查结果及日常工作表现进行综合评定	10	8	6	4	2	
	态度端正、尊重医护同事、患者及家属		10	8	6	4	2	
	团结协作、积极参加各项活动		10	8	6	4	2	
	具有责任心、服从安排、以集体利益为重		10	8	6	4	2	
	具有进取心、能虚心接受批评与建议并加以改进		10	8	6	4	2	
专业发展评价50分	按规定参加新入职护士规范化培训	查看培训记录及考勤记录	10	8	6	4	2	
	主动学习专业领域新知识新技能	查看继续教育培训记录	10	8	6	4	2	
	把握个人及专业发展的学习机会以提升个人能力	结合日常表现进行评定	10	8	6	4	2	
	具有评判性思维，善于发现临床护理中的问题		10	8	6	4	2	
	积极参与护理研究项目，提升解决问题的能力		10	8	6	4	2	

续表

项目	评价内容	评价方法	评分等级					备注
			I	II	III	IV	V	
整体护理评价100分	系统地评估入院患者并收集资料，正确填写各评估量表	现场查看负责患者的各种入院评估量表的填写是否完整正确	10	8	6	4	2	
	能为患者进行详细、全面的入院介绍	现场查看	10	8	6	4	2	
	了解患者一般情况（主要诊断、既往史、过敏史、护理级别，阳性体征和辅助检查，主要治疗要点和用药情况	随机抽取1位患者现场查看对该患者病情掌握情况	10	8	6	4	2	
	能根据患者的疾病制订有针对性的整体护理计划，评估患者护理重点准确并确认优先顺序	现场查看患者对该患者病历，	10	8	6	4	2	
	能根据评估的重点准确合理地落实相关护理措施	现场查看1位患者护理措施落实情况	10	8	6	4	2	
	能正确及时地执行医嘱	现场查看是否正确及时地执行医嘱	10	8	6	4	2	
	准确、简明、完整地完成护理记录	现场查看1份护理记录	10	8	6	4	2	

续表

项目		评价内容	评价方法	评分等级					备注
				I	II	III	IV	V	
整体护理评价 100分		能够与患者进行有效沟通,给予患者护理健康指导	针对1位患者现场询问健康指导要点	10	8	6	4	2	
		基础护理落实到位	现场查看1位负责患者的基础护理情况	10	8	6	4	2	
		能介绍出院后疾病相关注意事项(康复指导和随访信息)	现场查看	10	8	6	4	2	

总评:个人素养_____分;专业发展_____分;整体护理_____分。

综合评价	

护士签字:　　　　　年　月　日　　　　　护士长签字:　　　　　年　月　日

说明:个人素养>40分,专业发展>40分,整体护理>80分合格。

五、第五阶段

（一）科室培训记录

序号	日期	培训内容	培训方式	培训教师
1				
2				
3				
4				
5				
6				
7				
8				
9				
10				
11				
12				
13				
14				
15				
16				
17				
18				
19				
20				
21				
22				
23				
24				
25				
26				

说明：培训方式可选填，A 课堂讲授、B 网络授课、C 临床查房、D 情景模拟、E 操作示教、F 案例教学。

（二）科室考核记录

理论知识考核					
评价次数 （1次/3个月）	评价日期	内容	成绩	教师签字	评价方法
1					
2					
临床实践能力考核					
评价次数 （1次/3个月）	评价日期	操作名称	成绩	教师签字	评价方法
1		基础操作：			
		专科操作：			
2		基础操作：			
		专科操作：			

存在问题：

培训期间是否出现考核不及格：□否　□是(注明不及格的项目)

护士_____于____年__月__日至____年__月__日在本科室轮转期间，评价如下：

科护士长/科室教学负责人审核签字：　　　年　　月　　日

说明：理论成绩>80分、操作成绩>85分合格。理论评价方法可选填，A笔试、B线上；临床实践能力评价方法可选填，A实操、B模拟。

（三）护理单元培训记录

新入职护士基础能力评估表				
项目	评估内容	合格	不合格	须要改进的问题
职业素养	仪表端庄,服装整洁			
	工作态度端正、积极、主动			
业务能力	清楚患者的入院护理流程			
	清楚白班、夜班的工作流程			
	清楚交接班流程及重点			
	清楚查对制度(看实际工作)			
	清楚患者的出院护理流程			
操作技能 (科室可根据特点调整)	操作1:			
	操作2:			
	操作3:			
	操作4:CPR			
总体评价				★不合格项须进行复评
护士长签字:		评估日期:		年　　月　　日
不合格项目经培训后一周内复评				
项目	评估内容	合格	不合格	须要改进的问题
职业素养	仪表端庄,服装整洁			
	工作态度端正、积极、主动			
业务能力	清楚患者的入院护理流程			
	清楚白班、夜班的工作流程			
	清楚交接班流程及重点			
	清楚查对制度(看实际工作)			
	清楚患者的出院护理流程			
操作技能 (科室可根据特点调整)	操作1:			
	操作2:			
	操作3:			
	操作4:CPR			
总体评价				
护士长签字:		复评日期:		年　　月　　日
说明:护士长对轮转的新入职护士进行基础能力的评估,并于新入职护士入科2周内完成,根据评估情况,调整带教计划,加强薄弱内容的培训,帮助新入职护士尽快胜任病房工作。				
轮转时间:　年　月　日至　年　月　日　护理单元:				

续表

相关知识			
培训内容	培训日期	教师签字	新入职护士签字
护理单元情况 □病房环境与设施 □人员架构 □收治病种与学科特色 □消防安全(消防通道位置、消防设备使用) □其他 _____			
规章制度 □"零容忍"管理规定 □查对制度 □不良事件上报管理制度 □危重患者管理			
感染控制 □各种途径传染性疾病的防护			
岗位职责 □责任护士岗位职责 □护理单元各班次岗位职责			
工作流程 □护理交接班 □转交接护理 □延续护理 □_____ □_____			
应急预案 □管道氧供应意外中断应急预案 □突发意外事件预案(火灾、意外停电、停水、泛水、失窃、自杀、走失、遭遇伤医、地震等) □_____ □_____			

续表

专业知识			
培训内容	培训日期	教师签字	新入职护士签字
专科常见疾病的病因、症状体征、处理原则(按科室具体填写) □_____ □_____ □_____ □_____ □_____ □_____ □_____ □_____			
专科常见疾病的护理评估、病情观察、治疗要点、护理措施、手术后并发症观察与处理、出院指导(按科室具体填写) □_____ □_____ □_____ □_____ □_____ □_____ □_____ □_____			
疾病专科诊查技术、治疗技术前后的护理要点(按科室具体填写) □_____ □_____ □_____ □_____ □_____			

常用药物相关知识(药物名称、作用、 用法、不良反应、副作用、注意事项等) □_____ □_____ □_____ □_____ □_____ □_____		
常用化验检查结果的临床意义(按科 室具体填写) □_____ □_____ □_____ □_____ □_____ □_____		
常见急危重症患者的急救配合要点 (按科室具体填写) □_____ □_____ □_____ □_____ □_____ □_____		
护理技术		
培训内容	培训日期	教师签字	新入职护士签字
独立完成基础护理操作技术 □除颤技术 □心肺复苏术(CPR) □生命体征测量技术 □密闭式静脉输液技术 □密闭式静脉输血技术 □静脉采血技术			

续表

培训内容			
□口服给药法 □肌内、皮内、皮下注射法 □氧气吸入技术 □口腔护理技术 □快速血糖监测技术 □＿＿＿＿＿＿＿＿＿＿ □＿＿＿＿＿＿＿＿＿＿ □＿＿＿＿＿＿＿＿＿＿			
独立完成常用专科护理操作技术(按科室具体填写) □＿＿＿＿＿＿＿＿＿＿ □＿＿＿＿＿＿＿＿＿＿ □＿＿＿＿＿＿＿＿＿＿ □＿＿＿＿＿＿＿＿＿＿			

健康教育			
培训内容	培训日期	教师签字	新入职护士签字
常见疾病患者的健康教育(按科室具体填写) □＿＿＿＿＿＿＿＿＿＿ □＿＿＿＿＿＿＿＿＿＿ □＿＿＿＿＿＿＿＿＿＿ □＿＿＿＿＿＿＿＿＿＿			

个人提升			
培训内容	培训日期	教师签字	新入职护士签字
□全员参与质量管理:＿＿＿＿＿＿ □本科生／研究生完成 1 次小讲课: ＿＿＿＿＿＿＿＿＿＿＿＿＿＿ □研究生独立承担或参与研究项目: ＿＿＿＿＿＿＿＿＿＿＿＿＿＿			

（四）护理单元考核记录

理论知识考核					
评价次数 （1次/1个月）	评价日期	内容	成绩	教师 签字	评价 方法
1					
2					
3					
4					
5					
6					
临床实践能力考核					
评价次数 （1次/1个月）	评价日期	操作名称	成绩	教师 签字	评价 方法
1		基础操作：			
		专科操作：			
2		基础操作：			
		专科操作：			
3		基础操作：			
		专科操作：			
4		基础操作：			
		专科操作：			
5		基础操作：			
		专科操作：			
6		基础操作：			
		专科操作：			

说明：理论成绩>80分、操作成绩>85分合格。理论评价方法可选填，A笔试、B线上；临床实践能力评价方法可选填，A实操、B模拟。

（五）转科小结

个人总结(在本科室轮转期间完成培训的情况、收获及存在问题)

新入职护士签字： 总结日期： 年 月 日

带教老师评语(包括工作态度、理论知识水平、临床实践能力)

带教老师签字： 评价日期： 年 月 日

定科前评价　　评价日期：　　年　　月　　日

项目	评价内容	评价方法	评分等级					备注
			I	II	III	IV	V	
个人素养评价 50分	仪表规范,诚实守纪,具有慎独精神	不定期进行抽查,根据抽查结果及日常工作表现进行综合评定	10	8	6	4	2	
	态度端正,尊重医护同事、患者及家属		10	8	6	4	2	
	团结协作,积极参加各项活动		10	8	6	4	2	
	具有责任心,服从安排,以集体利益为重		10	8	6	4	2	
	具有进取心,能虚心接受批评与建议并加以改进		10	8	6	4	2	
专业发展评价 50分	按规定参加新入职护士规范化培训	查看培训记录及考勤记录	10	8	6	4	2	
	主动学习专业领域新知识新技能	查看继续教育培训记录	10	8	6	4	2	
	把握个人及专业发展的学习机会以提升个人能力	结合日常表现进行评定	10	8	6	4	2	
	具有评判性思维,善于发现临床护理中的问题		10	8	6	4	2	
	积极参与护理研究项目,提升解决问题的能力		10	8	6	4	2	

续表

项目	评价内容	评价方法	评分等级					备注
			I	II	III	IV	V	
整体护理评价100分	系统地评估入院患者并收集资料,正确填写各评估量表	现场查看负责患者的各种入院评估量表的填写是否完整正确	10	8	6	4	2	
	能为患者进行详细、全面的入院介绍	现场查看	10	8	6	4	2	
	了解患者一般情况(主要诊断、既往史、过敏史、护理级别)、阳性体征和辅助检查、主要治疗要点和用药情况	随机抽取1位患者的病历,现场查看对该患者病情、现场查看患者对该患者病情掌握情况	10	8	6	4	2	
	能根据患者的疾病制订针对性的整体护理计划,评估患者护理重点并确认优先顺序		10	8	6	4	2	
	能根据评估的重点准确合理地落实相关护理措施	现场查看1位患者护理措施落实情况	10	8	6	4	2	
	能正确及时地执行医嘱	现场查看是否正确及时地执行医嘱	10	8	6	4	2	
	准确、简明、完整地完成护理记录	现场查看1份护理记录	10	8	6	4	2	

续表

项目	评价内容	评价方法	评分等级					备注
			I	II	III	IV	V	
整体护理评价100分	能够与患者进行有效沟通,给予患者护理健康指导	针对1位患者现场询问健康指导要点	10	8	6	4	2	
	基础护理落实到位	现场查看1位负责患者的基础护理情况	10	8	6	4	2	
	能介绍出院后疾病相关注意事项(康复指导和随访信息)	现场查看	10	8	6	4	2	

总评:个人素养_____分;专业发展_____分;整体护理_____分。

综合评价	

护士签字: 年   月   日   护士长签字: 年   月   日

说明:个人素养>40分,专业发展>40分,整体护理>80分合格。

131

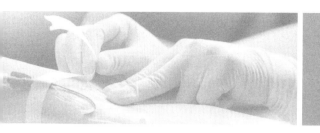

参考文献

［1］丁炎明，邓俊.新护士规范化培训手册 [M].北京：人民卫生出版社，2017.

［2］丁炎明，吴欣娟，刘飞，等.三级综合医院新入职护士规范化培训的现状调查 [J].中华护理杂志，2020, 55 (3): 331-336.

［3］向家艮，邓少娟.美国北卡罗莱纳大学医院 Vizient/AACN 护士规范化培训及其对我国的启示 [J].中国护理管理，2018, 18 (10): 1437-1440.